07/22/14

Withdrawn/ABCL

CÓMO VIVIR SIN DOLOR SI ERES MÚSICO

ROBIN
BOOK

Ana Velázquez

CÓMO VIVIR SIN DOLOR SI ERES MÚSICO

© 2013, Ana Velázquez Colominas

© 2013, Ediciones Robinbook, s. l., Barcelona

Diseño de cubierta: Regina Richling

Imagen de cubierta: iStockphoto

Producción: ebc, serveis editorials
Diseño de interior: Montse Gómez

ISBN: 978-84-15256-43-4

Depósito legal: B-11.921-2013

Impreso por Sagrafic, Plaza Urquinaona, 14, 7.º 3.ª, 08010 Barcelona

Impreso en España - *Printed in Spain*

A mis adorables niños perdidos: *Marcel, Martí i Eudald*

A mis padres y a mi hermana Mónica, excepcional terapeuta, gracias por estar siempre a mi lado.

A Anna Cester Bofarull, Rosa Muntaner Borràs, Cati Poveda Martínez, Enric Iglesias Redolar, Gerardo Ruales Suárez, Anna Carrasco Borràs, Pablo Ventura Matínez, JoséMi Moraleda, Ona Ramos, Ricard Solé Escayola, Antonio Bustamante, Carmen Bustamante, Yolanda González Buceta, Sebas Limongi, Chano Domínguez, David Matheu Haskell-Bell, Daniel Pérez, Laura Colominas López y Joan Calabuig Gaspar.

Las fotografías han sido realizadas por Tito LosMozos ¡Muchas gracias por darme tu tiempo!

Muy especialmente quiero agradecer la participación de todos los profesores y alumnos de la Escuela y Conservatorio de Música de Tarragona y a su directora Marta Sardaña por querer posar en las fotografías y mostrar las buenas y malas costumbres posturales.

La composición y los retoques fotográficos han sido perfeccionados con mucho amor y cariño por mi queridísimo tío Josep Colominas López, un gran profesional con la paciencia y comprensión de un santo. Gracias por compartir tantas horas a mi lado y hacer posible esta publicación.

«Descubrir la relación entre mi cuerpo, mi mente y la batería, de forma sana y consciente gracias al trabajo postural, a su enfoque y forma de tratar, me ha ayudado a superar las dolencias y prevenirlas de la mejor manera posible. ¡Gracias Ana!»

Sebas Limongi,
batería del grupo Cyan

«Cada día vemos nuestro cuerpo pero nos olvidamos de escucharlo. ¿Somos realmente conscientes de nosotros mismos?»

Yolanda González Buceta

ÍNDICE

INTRODUCCIÓN

Este libro es una guía para conocer el rendimiento general del cuerpo del músico y para mejorar la calidad de su trabajo, evitando las lesiones más frecuentes y buscando un **rendimiento óptimo** a partir del conocimiento de la diferencia entre posturología y postura.

El trabajo del músico es una de las profesiones con más riesgo de padecer una lesión por la cantidad de **movimientos repetitivos** que realiza en una **postura forzada** y por los factores de riesgo a que está sometido. Los riesgos ergonómicos, psicosociales, la interacción con la empresa —en el caso de que estén contratados—, la organización del trabajo, los cambios repentinos y bruscos en la actividad laboral, los horarios de trabajo y ritmo son algunos ejemplos.

Cada músico conoce qué punto o puntos de los anteriores son los que más le afectan en su día a día. Y deberá actuar en consecuencia para evitar que determinados factores puedan afectar a su salud.

Hoy en día hay solución para casi todo. Si bien no se puede cambiar la situación laboral, sí que se puede trabajar para mejorar el estado emocional que genera una situación angustiosa. Hay que invertir en vivirla desde una sensación que no afecte tanto al estado físico, gestionando las emociones y solucionando lo que está al alcance de cada uno, con ayuda externa experta, paso a paso. El estado emocional estable es indispensable para poder trabajar el físico en las mejores condiciones posibles. Vamos a buscar una excelencia física dando por trabajadas, antes o simultáneamente, la estabilidad emocional básica del músico.

Cuando hay un cambio brusco en el estado emocional la postura queda afectada, al igual que el estado general de salud. Y sin ser de forma consciente se ve afectado el equilibrio. El hombre es un ser emocional, no hay que olvidarlo, las consecuencias son instantáneas a todos los niveles.

De ahí la importancia de *escuchar* y *sentir* el propio cuerpo y estado de salud. Por la relación directa tan importante que existe con la expresividad musical y el rendimiento artístico.

No es cierto que los instrumentos se toquen de una determinada forma sin margen de cambio, como algunos autores señalan en sus libros descriptivos de postura, técnica o análisis de los factores de riesgo. Precisamente en estos libros se estudia el rendimiento del artista midiendo con detalle ángulos de movimiento y de estática corporal, sin dar la opción de rectificar desde un primer origen de estudio esta postura. La manera de prevenir lesiones y mejorar la calidad técnica es enseñando desde el inicio la más óptima colocación y determinando si hay una alteración en el sistema postural, al margen del riesgo repetitivo del movimiento.

No se describe en este libro ni especula sobre las posibles hipótesis del rechazo que algunos músicos tienen al probar las soluciones ergonómicas de adaptación en los propios instrumentos. Por otro lado, ya hace tiempo que existen estas soluciones en el mercado, y ya se ha probado su eficacia y su nula afectación en los cambios de sonoridad.

La ciencia sigue estando al servicio del arte. En este libro se insiste en detallar las diferencias en el concepto y diferentes formas de actuar con la finalidad de detectar alteraciones posturales antes de que se conviertan en lesiones físicas, psicosociales o en una disminución de la calidad técnica o sonora.

La Agencia Europea para la Seguridad y Salud en el Trabajo destaca una serie de factores psicosociales como factores que intervienen en la aparición de trastornos músculo-esqueléticos (TME). Los estudios que demuestran la interrelación de riesgos psicosociales-ergonómicos en la aparición de lumbalgias o accidentes son muchos por lo que no los detallaremos ya que no es el objetivo final de este trabajo.

1

¿QUÉ ES LA POSTUROLOGÍA?

La posturología es la ciencia que estudia el equilibrio estático de la persona, tomando como resultante la conjunción de las fuerzas de la gravedad y la genética.

Tiene como base de estudio el *sistema postural fino*, el sistema que regula el equilibrio estático, donde están clasificadas todas las entradas neuronales y sensitivas que pueden alterar este orden corporal, ya sean externas o internas. Hay varias maneras de valorar este sistema, evaluaciones funcionales y medidas, como la resultante de la estabilometría.

El estabilómetro (plataforma de fuerza) es el instrumento de medida que usan los posturólogos para poder evaluar clínicamente la regulación de la actividad tónica postural de los músculos, o sea, el centro de presiones que, con un margen de error del 1%, coincide perfectamente con el centro de gravedad. El cuerpo está continuamente oscilando hacia delante y hacia detrás, y en menos grados hacia la derecha y la izquierda. Son las oscilaciones necesarias para que el cuerpo pueda equilibrarse continuamente. En sedestación (posición del cuerpo estando sentado) también ocurren estos desequilibrios constantes siempre que se mantengan los pies bien apoyados en el suelo, de aquí la importancia de sentarse ergonómicamente de forma correcta.

Si estas alteraciones en estática no son fisiológicas, la dinámica también estará alterada.

En instrumentos muy grandes esta alteración se ve reflejada inmediatamente en la llamada plataforma de estabilometría (véase un ejemplo en el trombón, capítulo 4). Hay que tratar las alteraciones estáticas inmediatamente después de que sean detectadas para poder mejorar el gesto técnico, el rendimiento y hacer una buena campaña preventiva de lesiones.

 La posturología detecta el origen de la anomalía postural.

Cuando, por ejemplo, se observa un hombro más elevado que el otro, ¿de dónde procede esta alteración?

Si se observa el hombro más elevado sin el instrumento o sin interpretación y se sigue manteniendo en el movimiento artístico, significa que el instrumento sólo ha colaborado a incrementar este desorden biomecánico o, como mínimo, a mantener esta actitud postural.

Si, por el contrario, el hombro elevado ha sido fruto de la práctica instrumental, la solución ya no pertenece al ámbito de la posturología, sino a la reeducación postural. A no ser que el desequilibrio haya ocasionado otras alteraciones secundarias, como una compensación en la columna vertebral (y en consecuencia una inclinación de la cabeza y el eje principal de visión de los ojos), y hayan sido éstas las causantes de la alteración corporal y el equilibrio. O que la alteración en sí sea la causa de la alteración del sistema postural.

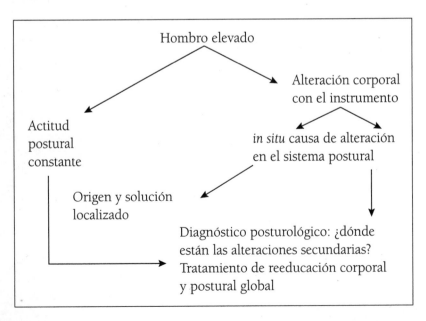

La posturología diagnostica el **origen**, el **cómo** y el **dónde** se ha producido la alteración primaria, la que ha originado este desequilibrio; en este caso, la de mantener el hombro elevado dando por supuesto que la alteración no la ha creado el instrumento. Y en el caso de haberla creado, ha hecho alteraciones secundarias que acaban por modificar la postura y alterar el equilibrio global del cuerpo. Hay que tener en cuenta que el dolor es otra causa de alteración postural y puede ser el origen de la alteración corporal.

La posturología se encarga de evaluar las alteraciones posturales. Para eso habrá que evaluar qué factores, llamados captores posturales (alteraciones de presión interna, la transferida a los pies, o las tensiones en el tejido externo de la piel, o en el oído, la visión, etc.), han sido los responsables de la alteración postural. Éste es entonces el trabajo del posturólogo sanitario (*odontólogo, optometrista, fisioterapeuta, podólogo, logopeda, etc.*) que ha estudiado posturología y tiene la capacidad de analizar de forma global la postura del paciente.

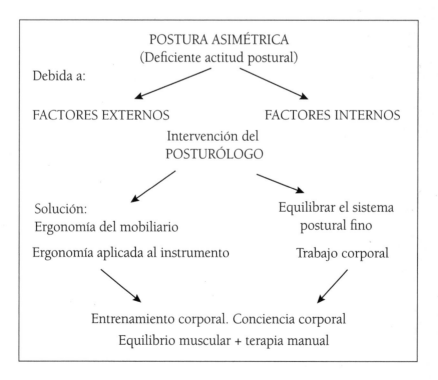

POSTURA ASIMÉTRICA
(Deficiente actitud postural)

Debida a:

FACTORES EXTERNOS   FACTORES INTERNOS

Intervención del
POSTURÓLOGO

Solución: Equilibrar el sistema
Ergonomía del mobiliario   postural fino

Ergonomía aplicada al instrumento   Trabajo corporal

Entrenamiento corporal. Conciencia corporal
Equilibrio muscular + terapia manual

Conocer esta clasificación y diferenciarla es importante para optimizar el **rendimiento artístico** y además para todos aquellos profesores que destinan gran parte de la clase de música a la corrección en la sujeción del instrumento o de la actitud con el mismo.

Si los factores que han alterado la postura son externos al cuerpo, la solución es más rápida. Habrá ocasiones en que por un cambio externo, por ejemplo, las variaciones de la colocación de la partitura, corresponda una mejora postural inmediata. En otros casos no lo será tanto. Lo que hay que diferenciar es cuándo la alteración corporal no viene directamente derivada del gesto motor o de la postura estática en sí.

Las **alteraciones posturales** pueden desencadenarse de la ejecución motora con el instrumento o sin él. Hay que valorar esta última opción con detalle para descartar si la práctica instrumental es un agravante o una mejora de la reeducación motriz.

En este segundo caso se está utilizando la práctica instrumental como acto terapéutico de rehabilitación y reeducación corporal.

El cuerpo humano nunca va a adoptar una postura asimétrica por placer, sino con el fin de buscar una comodidad que, a simple vista, puede pasarnos desapercibida.

No se habla en este capítulo de estos factores externos que alteran la colocación del cuerpo, sino de cambios en la postura corporal cuando, al evaluar la postura sin el instrumento, la alteración persiste.

Estamos hablando de las alteraciones en la postura que adopta el cuerpo sin el instrumento, que en la gran mayoría de los casos se agrava al interpretar.

Hay que tener cuidado en las etapas de crecimiento en la adolescencia, cuando estos cambios acelerados pueden alterar tanto esta postura que puede llegar a poner en peligro la función plena de un órgano vital. Un ejemplo es el caso de los pulmones cuando hay una desviación importante de la columna. Los profesores de música, que observan y corrigen la postura a sus alumnos, pueden ser ellos antes que los padres los primeros en detectar estas asimetrías.

Los factores extrínsecos (los estímulos que vienen de fuera del cuerpo y por lo tanto lo que está alterado es el proceso en que el cuerpo integra esta información) que hacen que la postura se altere son principalmente tres captores: el visual, **la visión**; el oral, l**a boca** y el podal, **los pies**.

De la correcta información que el cuerpo recibe de todos ellos sale la correcta transmisión del **equilibrio** y la **coordinación**, que repercute directamente en la **velocidad de acción** y la **agilidad**.

Del captor visual, de la visión, se deriva la importancia de la capacidad de adaptación de los músculos que permiten el movimiento ocular, que estén simétricamente coordinados y sin restricción de movimientos. Si por ejemplo hay un aumento de tensión en la parte externa del ojo, en el músculo recto externo, hay un aumento de tensión en todos los músculos posteriores del cuerpo, como son los músculos de la nuca, la espalda, piernas y planta de los pies, ya que la tensión se transmite a través de las cadenas musculares que forman los músculos en su consecuente cadena de movimiento.

El resultado del test de convergencia ocular es un ejemplo de los muchos que se realizan para evaluar parte de la musculatura. La correcta respuesta es la máxima simetría, tanto en el recorrido como en velocidad de acción al realizarlo.

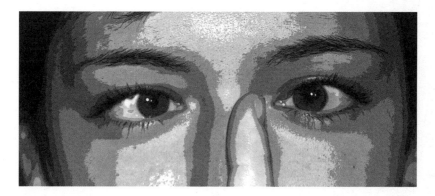

Fig. 1-1. Test de convergencia ocular.

Del captor oral, de la boca y de la correcta oclusión (cierre de las mandíbulas), se puede alterar la correcta colocación de la cabeza encima de la columna y provocar una inclinación de la cabeza o del mismo tronco con la intención de ir buscando un mejor cierre bucal.

El captor oral, la boca, está muy unido al captor visual.

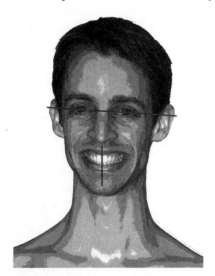

Fig. 1-2. Desviación mandibular.

Una buena manera de prevenir lesiones futuras es con la evaluación de estos captores.

Si se sospecha de posibles problemas auditivos, de equilibrio o destreza motora, es importante acudir a un profesional especialista que valore el tema postural desde el punto de vista posturológico, ya que puede valorar si la alteración está también afectando a todo el sistema postural corporal y al tono muscular.

Es básico para el músico tener el cuerpo en las mejores condiciones, más aún cuando estamos hablando de psicomotricidad fina, de coordinación motora de multigestos con variantes de velocidad, presión, destreza, flexibilidad y ritmo, dónde se combina la perfecta audición, el equilibrio corporal y segmentario de las extremidades superiores e inferiores, de la respiración y de las buenas y rápidas respuestas del sistema nervioso y motor. Todo lo que se necesita para poder interpretar.

Si estos captores están alterados es muy probable que el sistema vestibular, el oído y el temporal, hueso lateral de la cabeza, estén alterados en función o posición.

Es importante para el músico saber si estos captores están influenciando en su oído musical o en su equilibrio.

Si carecemos de alguna de estas partes es como si quitásemos una parte del motor del coche. Dependiendo de cual quitemos, funcionará igual (por ejemplo el depósito del agua del limpiacristales), pero en el momento que llueva barro será indispensable haber sido precavidos y haber mirado antes de salir de casa si ese depósito estaba lleno.

Con el cuerpo humano pasa lo mismo y por este motivo hay que vigilar que los pequeños o grandes cambios adaptativos al instrumento o gesto de movimiento interpretativo no estén alterando la postura o sean fruto de alteraciones en el sistema postural y afecten al tono muscular global de todo el cuerpo.

Del captor podal, los pies, se derivan las desviaciones en el plano anterior, posterior y lateral. De aquí la importancia de saber el origen del cambio postural, que es de lo que se encarga la posturología.

Por este motivo, hay diferentes profesionales sanitarios especialistas en posturología. Y cada uno de ellos es capaz de detectar el origen real de la alteración y puede derivar si lo considera oportuno a otro profesional posturólogo y de esta forma erradicar el problema desde la raíz. Dependiendo de dónde esté el origen postural, se necesitará para solucionarlo desde la raíz un optometrista, cuando el problema sea visual, un odontólogo, cuando el problema sea en la boca, un logopeda, cuando el problema venga de las cuerdas vocales y la coordinación en la deglución, o un podólogo cuando el problema sea en los pies o en la marcha o carrera.

El fisioterapeuta es necesario para reequilibrar y restablecer la falta de movilidad en el sistema corporal, trabajar los músculos, los bloqueos articulares, las fascias (membrana conjuntiva de color blanquecino que envuelve diferentes estructuras, en este caso, hablamos de las fascias de los músculos), el tejido conectivo (es el encargado de unir los tejidos de un mismo órgano) y los nervios que se han visto alterados en este proceso de readaptación postural.

Es esencial tener en cuenta estas variaciones entre instrumentistas, ya que de ahí saldrá la pauta personalizada de entrenamiento muscular que confecciona el fisioterapeuta según el tipo de instrumento o técnica artística. La finalidad es la de rentabilizar al máximo las energías y condiciones físicas del músico para llegar cuanto antes al punto más álgido de la excelencia artística. El objetivo es que el músico se sienta muy a gusto con su cuerpo al mismo tiempo que optimiza el rendimiento que saca del mismo.

Por lo tanto, la **posturología** es una especialidad médica que estudia e integra el sistema postural fino. A través de unos test clínicos es posible conocer la causa primaria de la disfunción y qué alteraciones son las que modifican la postura.

Diferencia entre posturología y postura

Entonces, ¿por qué y para qué necesitan los músicos la posturología? Porque hay lesiones posturales derivadas de un cambio en el sistema postural provocadas o no por el instrumento.

Y para que los cambios que provoca la ejecución motora e interpretativa con el instrumento, estructurales en la sujeción, la colocación y la técnica, se apliquen y sirvan después de haber detectado si el problema inicial es propiamente de postura o del sistema postural. Si se empiezan a hacer cambios posturales y no mejora la postura, hay que sospechar que la alteración que ha agravado el equilibrio del cuerpo viene ocasionado por un cambio en el sistema postural, o sea, por alguno de los captores posturales.

En este libro se dan ejemplos de cambios posturales derivados de una incorrecta colocación corporal, ya sea derivada por las posturas de apoyo con los instrumentos, la colocación con los mismos o cambios en algún captor postural que acaban, por lo tanto, alterando la postura (véase capítulo 4). También se explican cambios posturales propiamente dichos, alteraciones en las cadenas musculares o en los planos de movimiento, sin proceder de una alteración del sistema postural, cuyo resultado final también es un cambio en la postura.

Al fin y al cabo, lo que se quiere recalcar es que el instrumentista pueda valorar con criterio si cuando interpreta provoca cambios en la postura de forma fija o son alteraciones posturales derivadas de la expresividad. También se pretende determinar si éste o estos cambios se mantienen también en la estática fuera de los momentos interpretativos.

Otro aspecto que también se puede valorar es si estos cambios posturales se agravan con el transcurso del tiempo, llegando a impedir ejercer con soltura su interpretación y si finalmente este cambio postural se origina por un cambio corporal o por una alteración en el sistema postural. Dependiendo de su procedencia, tendrá una solución u otra.

Si es una alteración en el sistema postural, se deberá consultar con un especialista. Si es una alteración de la postura, podrá averiguarlo con las explicaciones que siguen a continuación.

La postura a través de las formas corporales

La postura es el resultado de la genética más el movimiento generado por los músculos, que poco a poco moldea el cuerpo.

Cadena muscular

Es un conjunto de músculos, como mínimo dos, que atraviesan al menos dos articulaciones, donde sus inserciones se entrelazan.

Tipos de cadenas musculares

Hay diferentes tipos de cadenas musculares, entre las cuales destacan:

Anteriores: formadas por los músculos de la parte anterior del cuerpo, tienen subdivisiones que en este libro no se entrará en el detalle de explicar, sólo buscará referencias de conexión con la finalidad de enfatizar la importancia de unión ligamentosa entre el diafragma, la zona lumbar (perteneciente a la cadena posterior), el pericardio (membrana que envuelve al corazón), y la zona pélvica y abdominal.

Los músculos que la forman (a grandes rasgos) son los de la parte anterior del cuerpo: el diafragma, los cuádriceps, los abdominales, musculatura del periné, etc.

La postura que adopta el sujeto: en función de que parte de la cadena muscular está en retracción, el sujeto adopta diferentes posturas. La postura más característica de acortamiento de la cadena muscular anterior es la siguiente:

Posteriores: formadas por los músculos de la parte posterior del cuerpo, tienen también subdivisiones como ocurre con las anteriores. Los músculos que la forman son, entre otros: los paravertebrales, glúteos, isquiotibiales, gemelos y todos los que forman la planta del pie. La

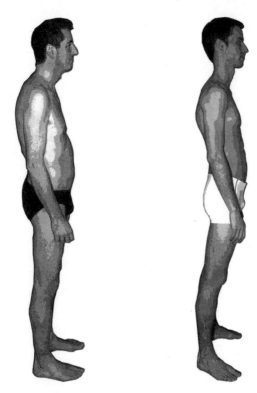

Fig. 1-3. Perfil de una persona con predominio de cadena anterior.
Fig. 1-4. Perfil de una persona con predominio de cadena posterior.

postura que adopta el sujeto concuerda con una actitud más abierta, con el tronco más erguido.

Cruzadas: también existen las cadenas cruzadas de músculos, llamadas así por la combinación de las dos cadenas anteriores.

Conclusión

Por la postura que adopta el músico en el movimiento interpretativo, la predominancia de una cadena muscular puede llegar a ser un factor que agrave el riesgo de padecer una lesión, la calidad sonora y técnica o por el contrario, puede ser beneficiosa.

2

LA EVALUACIÓN POSTURAL EN ESTÁTICA

El primer paso para mejorar la calidad técnica y prevenir lesiones, así como alteraciones corporales que afecten al rendimiento del artista es el estudio de la postura en estática.

La evaluación en estática sirve para encontrar desequilibrios corporales y se estudia por partes o zonas del cuerpo. La finalidad es que haya una correcta alineación y conjunción, lo que técnicamente se llama una buena biomecánica de todas las articulaciones y, por lo tanto, un gasto energético proporcional a la actividad física realizada.

Una parte importante de la evaluación consiste en observar con detenimiento la alineación de los hombros y la cadera, que forman dos cinturas: la escapular y la pélvica. Han de estar colocadas respectivamente de forma paralela entre ellas mismas y paralelas al suelo o al plano de sustentación. La columna vertebral también ha de mantener unas curvaturas fisiológicas que debe conservar.

Para poder observar estas asimetrías y curvas en el cuerpo existen unas líneas de referencia. Son unas líneas básicas imaginarias que se trazan por encima del cuerpo y permiten observar mejor la simetría corporal. Se hace referencia constante en el capítulo tres, donde muchas de las ilustraciones están marcadas con estas líneas de referencia. Sirven tanto para corregir asimetrías constantes como para mejorar la actitud postural. Para facilitar su comprensión se han enumerado:

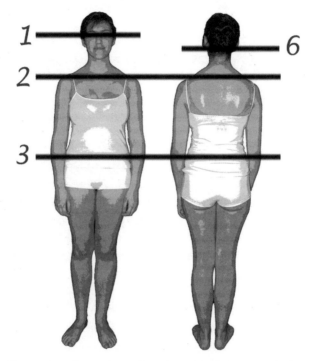

Fig. 2-1. Líneas de referencia en los planos anterior y posterior.

Las líneas son las siguientes:

- Línea 1 o bipupilar.
- Línea 2, la de los hombros o de la cintura escapular.
- Línea 3, de las caderas o de la cintura pélvica.
- Línea 4, de la gravedad (véase imagen 2-2).
- Línea 5, de las curvas de la columna vertebral (véase imagen 2-2).
- Línea 6, de las orejas, es opcional ya que puede haber alteraciones anatómicas a este nivel. La referencia queda marcada con la línea 1.
- Línea 7, apoyo de los pies (véase imagen 2-2).

Estas líneas se pueden observar en varias posturas.

Cuando estas líneas alteran su simetría de forma permanente o constante se considera como un gesto repetitivo lesivo y es un factor de riesgo que aumenta el riesgo de padecer una lesión y disminuir en gran medida el rendimiento del artista.

La explicación detallada de las líneas es la siguiente:

- En la vista anterior y posterior se observa la línea horizontal de la mirada o línea bipupilar, la de los hombros y pelvis.
- La línea se traza de forma que las dos pupilas quedan atravesadas por una línea.

Estas referencias son básicas en instrumentistas y pueden ser determinantes para mejorar o diagnosticar desde el primer momento asimetrías en el equilibrio en movimiento del individuo, o pueden ser la consecuencia de una errónea postura de sujeción con el instrumento.

Las alteraciones en la línea bipupilar alteran también la horizontal de la masticación; el correcto cierre mandibular y oclusión dental, en estos casos, es de relevante importancia en los instrumentistas de viento y de cuerda, así como en los cantantes (véase capítulo 4.)

En la vista lateral se observan las líneas de la gravedad y la de las curvas fisiológicas.

La línea 4 debe pasar por el oído, el punto medio del hombro, el punto medio de la cadera, en medio de la rodilla hasta el tobillo.

La línea 5 nace del sacro se apoya en la mitad de la espalda y continúa hacía arriba en busca de la nuca. Tiene que tener tres puntos de contacto en la espalda: nuca, dorsales y sacro.

La proporción de espacio vacío que queda entre la línea 5 y el punto de máxima concavidad de la columna vertebral ha de ser más grande proporcionalmente en la zona cervical que en la lumbar.

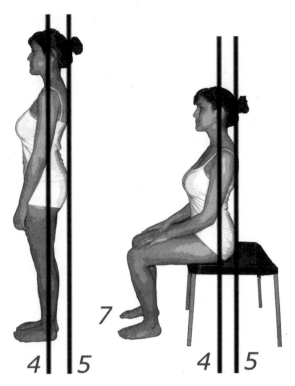

Fig. 2-2. Vista de referencia en el plano lateral en bipedestación y sedestación.

Con esta línea 4 se observa si todo el cuerpo en globalidad está en consonancia con las curvas vertebrales y la tendencia a la anterioridad o posterioridad. **Es la línea de la gravedad.** El objetivo de trazar estas líneas de referencia de la postura es que el músico sepa distinguir qué parte o partes de su cuerpo están más o menos adelantadas en relación a ellas. Cuanto más alejada de esta referencia lineal quede el cuerpo, más desequilibrio de la postura existe.

La anterioridad y posterioridad que presenta el individuo alteran el centro de gravedad y tiene que ver con el tipo de apoyo que se realiza en el pie y el equilibrio.

Una vez detectadas estas tendencias posturales ya es posible empezar a trabajar reeducando estos cambios posturales con contactos propioceptivos y con conciencia corporal; terminando este trabajo con corrección postural global de la base artística incluida (véase capítulo 5).

Análisis postural básico

El completo análisis postural consta del trazado de líneas en diferentes planos o vistas del individuo.

Vista anterior, posterior y lateral

En la exploración de la vista lateral en las niñas es considerado fisiológico el aumento de la curva de la parte baja de la columna, la lordosis lumbar, hasta la llegada de la menstruación.

Un ejemplo sencillo y frecuente en todas las edades, sobre todo en los picos de crecimiento óseo, es la **deficiencia postural de la cadena anterior** o parte anterior del cuerpo. Esta deficiencia postural es la alteración, ya sea en bipedestación, *de pie,* o en sedestación, *sentado,* en la que se muestra cómo la parte delantera del cuerpo está más acortada en relación con la parte posterior y este hecho conlleva que la línea de la gravedad esté situada más anterior que el cuerpo y consecuentemente ocurre lo siguiente:

- Hay una restricción de ventilación y capacidad de la caja torácica.
- La cabeza, al trasladarse hacia delante, recae más proporción del peso en la parte posterior, concretamente en la zona cervical y dorsal alta y trapecios, que en la parte anterior.

Desplazar el bloque cefálico hacia delante (desplazar sólo la cabeza hacia delante y dejar el resto del cuerpo atrás), conlleva que el peso total de la cabeza, unos 4,5 kg aproximadamente, no se sostenga proporcionalmente entre la musculatura anterior y posterior del cuello, que es lo que corresponde biomecánicamente. La fuerza que llega a recibir la zona cervical a causa de la flexión de la cabeza puede llegar a triplicarse por la acción del brazo de palanca generado (véase imagen 3-39.)

■ La pelvis en retroversión, cuando su parte más alta va hacia atrás, provoca una alteración de toda la presión interna intestinal y un erróneo trabajo de los abdominales.

Los huesos crecen más rápido que los músculos y estos últimos tardan un tiempo en adaptarse y alargarse. Es en el período de adaptación

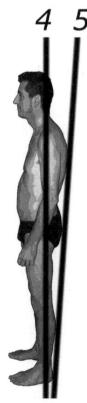

Fig. 2-3. En la cadena anterior, la cabeza no está alineada con la pelvis.

cuando les falta flexibilidad y el cuerpo entero tiene la tendencia a encogerse porque literalmente hay una sensación de «tirantez».

Por mucho que se insista en la corrección postural por parte de profesores o padres al ordenar: «Ponte derecho», la voluntad del niño en erguirse no será nunca mayor que la incomodidad que siente en su cuerpo al hacerlo.

Puede tardar más o menos tiempo en retraerse aunque finalmente lo hará para encontrar de forma inconsciente una posición acorde con su estado de flexibilidad. Hay que solucionar desde la raíz el problema buscando un equilibrio postural que favorezca su retracción al mismo tiempo que se estiran los músculos y se da flexibilidad a las zonas de retracción. La unión de la ergonomía con el entrenamiento y la reeducación personalizada es la solución al problema.

Si existe un desequilibrio en el acortamiento de la cadena muscular anterior (déficit postural de la cadena anterior) es preciso observar si esta actitud postural incrementa al tocar y va todavía más hacia un acortamiento de la misma zona o grupo muscular o, por el contrario, favorece la elongación de la cadena acortada.

La ergonomía es básica para poder avanzar hacía una actitud postural óptima. Hay que poder adaptar de la mejor manera posible las condiciones de altura, forma, apoyo, ángulos y tamaño del instrumento y su entorno al músico y no al revés, así como la higiene postural en casa (véase capítulo 8).

Exploración dinámica básica

En este apartado se enseña un test que permite explorar rápidamente si hay desviación en la columna vertebral, lo que técnicamente se denomina una escoliosis.

Se debe realizar cuando hay sospechas de que en la vista anterior y posterior el espacio corporal entre el tronco y el brazo es diferente en un lado que en el otro.

Específicamente hay que buscar desequilibrios como los mencionados anteriormente ya que, a corto plazo, ocasionan alteraciones en el tono muscular, en la dinámica del movimiento, la biomecánica, el equilibrio o la coordinación y a largo plazo acaban afectando al rendimiento artístico.

Test de la flexión anterior del tronco

La posición inicial es en bipedestación y, poco a poco, con las rodillas en extensión y sin doblarlas en ningún momento, se va inclinando el tronco hacia delante como si se quisiera llegar con las manos al suelo. Primero bajando la cabeza, luego los hombros y poco a poco la zona dorsal y lumbar, sin forzar en ningún momento, con la intención de que la espalda quede redondeada. No importa si se puede llegar o no con las manos al suelo o la distancia que falte para llegar. Lo que importa es la forma que adopta el tronco en esta postura.

En la vista posterior del cuerpo, durante la bajada lenta y redondeada de la columna vertebral hay que observar la columna recta, que no se inclina hacia ningún lado. También hay que observar que no se haya inclinado durante un tramo concreto del recorrido de bajada y que después se haya enderezado de nuevo, así como tampoco es fisiológico

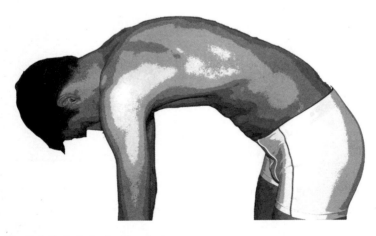

Fig. 2-4. Test de la flexión de tronco.

observar que hayan aparecido compensaciones de un lado y de otro de forma constante.

En la vista lateral la columna debe aparecer de una forma similar a la que aparece en la imagen 2-4. Al final del descenso, en la postura de flexión de tronco en vista posterior, la columna ha de aparecer simétrica en un lado y otro de la columna. Si aparece una asimetría, una zona más abultada que otra, se la llama *giba* y es característico de la escoliosis. Indica que la columna vertebral está desviada, pudiendo ser varias las

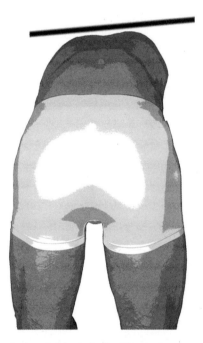

Fig. 2-5. En vista posterior del test de flexión de tronco, aparece una giba en la parte derecha. Ejemplo de escoliosis.

causas de su origen, como una asimetría de longitud en las extremidades inferiores, causante de esta desviación.

Cuando hay una alteración de este tipo es motivo suficiente para visitar al especialista sanitario posturólogo para que determine el origen real de la desviación.

De lo explicado anteriormente se deduce la importancia de poder evaluar y distinguir tanto el origen de la alteración postural del músico como las consecuencias posturales derivadas de este desequilibrio, que modifican la correcta sujeción del instrumento o la postura interpretativa y que, en consecuencia, alteran el rendimiento final del músico.

3

EVALUACIÓN DE LA POSTURA CON EL INSTRUMENTO

Para poder corregir la postura interpretativa es indispensable analizar la postura que adopta el músico en estado de reposo, por este motivo se ha detallado en el capítulo anterior la evaluación de la postura en estática y su relación con las cadenas musculares.

También pueden ser otros tipos de alteraciones, por ejemplo, las derivadas de la piel debido a cicatrices, o por tensión abdominal por malas digestiones. Aunque no nos hemos centrado en este tipo de alteraciones ya que hay ejemplos semejantes en el capítulo 4. Las alteraciones expuestas en este capítulo son aquellas que modifican la postura del cuerpo y que condicionan la correcta ejecución de los ejes anatómicos articulares comparándolos con la postura adoptada en el momento de interpretar.

Si el músico sabe de antemano que tiene una deficiencia postural en la cadena anterior o, lo que es lo mismo, una tendencia a la *cifosis* dorsal y a los *hombros caídos*, además de poder realizar ejercicios de gimnasia específicos de reeducación postural o clases de conciencia corporal o un largo etcétera de soluciones que existen en el mercado para evitar que esta tendencia con el paso de los años sea cada vez mayor, deberá ocuparse también de la postura con el instrumento.

El objetivo es que la postura no siga en aumento y observar si el instrumento favorece esta actitud de cierre de la parte anterior del tronco, comparándolo con los que la mejoran. Que son los mismos que hacen activar los músculos posteriores del cuerpo, los que pertenecen a la cadena posterior y exigen estar más erguidos.

A continuación se muestra en las dos imágenes siguientes un ejemplo de cómo cambia la postura de un mismo individuo al coger dos instrumentos diferentes.

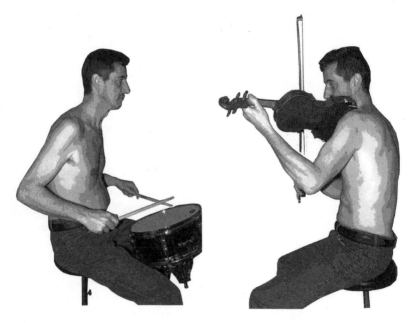

Fig. 3-1. Cabeza anteriorizada con respecto a la pelvis.
Fig. 3-2. Hombro izquierdo adelantado con respecto a la línea 4, la de gravedad.

Para ir asentando las bases de una correcta colocación con el instrumento se van a enumerar unas premisas básicas de corrección postural.

Factores que hay que tener en cuenta

En todos los análisis posturales con los instrumentos hay que tener en cuenta:

1. *La postura que se adopta en bipedestación y en estado sedente en estática.* Se ha visto en los dos capítulos anteriores, ahora se ha

añadido el análisis con el instrumento. El objetivo es analizar si se mantienen o se alteran las referencias lineales vistas en el capítulo dos.

2. *La postura que adopta en dinámica: ¿se mantiene o se altera?* En movimiento el apoyo con el instrumento puede verse alterado por los gestos de expresión y técnicos mientras se está interpretando. Es importante diferenciar este apartado del anterior. Las líneas de referencia posturales descritas que indican cuando el cuerpo está bien colocado en el espacio ¿se mantienen o se modifican durante la interpretación?

Cuando por expresividad se alteran estas líneas de forma esporádica en un continuo movimiento corporal, no existe tanto riesgo de padecer una lesión o sobrecarga como cuando se alteran continuamente durante las interpretaciones que exigen una postura mantenida con el instrumento. Se detalla la explicación en el apartado «Hombros elevados» de este mismo capítulo (páginas 39 a 45).

Cuando un clarinetista flexiona el tronco hacia delante en el momento de su interpretación, abriendo el espacio lumbar y cerrando el abdominal, no significa una sobrecarga ni un factor de riesgo lesivo constante si se realiza de forma esporádica y puntualmente como gesto expresivo.

Ahora bien, si se realiza este movimiento de forma continua y no deja de mover de esta manera el tronco, el movimiento de la columna vertebral y sus respectivos músculos, la biomecánica se ve alterada y corresponde a un movimiento repetitivo lesivo. La presión del aire manteniendo abierto el espacio posterior de la columna provoca a largo plazo una *profusión vertebral* o una *hernia discal* o abdominal. Al mismo tiempo también se está viendo disminuida la capacidad pulmonar. Con esta postura se cierran los espacios pulmonares inferiores y se sobrecarga la zona superior del tronco: los trapecios y la parte cervical.

Para reducir al máximo estos factores de riesgo hay que enseñar a este músico a expresarse desde la zona pélvica y no desde la zona lumbar. Se trata de conseguir mantener las curvas fisiológicas de la columna vertebral sin comprometer la salud ni la columna del aire.

3. *Dónde y cómo se realiza el apoyo o contacto con el instrumento.* Aunque sea un contacto con los dedos del teclado hay que valorar la postura en ese momento. ¿Qué medidas ergonómicas externas al instrumento se pueden adoptar para su mejora? Por ejemplo, con un apoyo anterior para el instrumento —un pie de micro, silla, taburete o un atril— y un apoyo completo para el niño. Es importante que durante las épocas de crecimiento, cuando mantener la espalda continuamente erguida es un sacrificio enorme, exista la posibilidad de apoyarla como mínimo en los momentos de descanso o explicación teórica del profesor. Toda la espalda en el respaldo de la silla debe estar bien apoyada sin crear compensaciones de postura ni apoyos laterales. La manera de hacerlo es buscar un asiento adecuado para su estatura que le permita apoyar el tronco, la pelvis y las rodillas manteniendo la concordancia entre las sinuosas curvas de la columna vertebral y el resto del cuerpo, además de favorecer que los pies se mantengan apoyados en el suelo.

A falta de no encontrar o no tener un asiento adecuado habrá que ingeniárselas para no perder los principios biomecánicos que alteran el comportamiento de la estática del cuerpo. Hay que evitar que la pelvis esté en retroversión (imagen derecha en la ilustración 3-8), que es cuando la parte más alta de las caderas se mantiene inclinada hacia detrás, arrastrando con esta actitud la columna vertebral del joven músico, sentándose más con la parte baja de la espalda que con el glúteo.

4. *Medidas antropométricas del músico en relación con el instrumento.* Tener en cuenta el tamaño del instrumento en relación con el del instrumentista. No en todos los instrumentos hay adaptaciones. En los que se pueda realizar el cambio vale mucho la pena. Hay que valorarlo con el profesor.

♩♩ En todos los instrumentistas hay que tener en cuenta el trabajo de la musculatura propia de la mano. La valoración de su fuerza muscular y la transferencia de peso desde la cintura escapular son dos de los puntos clave a tener en cuenta en la valoración global postural de cualquier instrumento.

Este trabajo está condicionado proporcional y directamente por la correcta colocación de los hombros, la cintura escapular y por el continuo brazo de palanca que puede generarse en el gesto motor artístico. De lo cual se deriva la correcta transferencia del peso en la dirección adecuada que, a través del codo y posteriormente de la muñeca, recibe la mano.

En el transcurso de este recorrido articular y muscular es cuando se puede ver modificado el tono global e intrínseco de la musculatura, lo que hay que trabajar en profundidad posteriormente (véase capítulo 5). Tiene el poder de *liberar* el movimiento articular proximal y distal tan deseado por los músicos para poder interpretar sin tensiones añadidas. De ahí que sea de extrema prioridad la correcta colocación de la columna y los hombros en relación con el resto del cuerpo.

En los cantantes y los instrumentistas de viento hay que evaluar con más detalle la colocación que adopta la cabeza en relación con el resto del tronco y en consecuencia, la respiración, la boca, el cierre simétrico de los labios y concretamente la fuerza que recibe el músculo orbicular del conjunto muscular que forma la cara.

Análisis de la postura interpretativa paso a paso

El objetivo es mejorar el rendimiento artístico del músico a la vez que se detectan los factores de riesgo a que están sometidos al interpretar, ya sea en la postura estática mantenida como en movimiento. Una vez detectados todos los factores de riesgo se elimina el máximo número posible y se minimizan todos los que no se puedan eliminar.

Los factores de riesgo se estudian en relación con las líneas de referencia que se han descrito en el capítulo 2.

Como cada individuo es exclusivo y presenta un caso particular de postura y condiciones personales que caracterizan su movimiento natural y técnico, esta evaluación no puede valorar todos los factores agravantes, sino los más importantes y frecuentes que alteran el sistema postural y neuro-músculo-esquelético. Ya que, por ejemplo, uno de los factores de riesgo en todos los músicos es la hipoacusia o la sordera, tema que no se detalla en este libro por escaparse la solución del tema postural propiamente dicho.

Hay alteraciones que se repiten en varios instrumentos y no se hace la descripción completa de cada uno de ellos si antes ya se ha mencionado. Por este motivo se recomienda leer todos los apartados. Los brazos de palanca que se adoptan con algunos instrumentos, sin mantener los ejes biomecánicos establecidos como prioritarios para un buen engranaje y dirección de la fuerza, son los principales elementos a corregir.

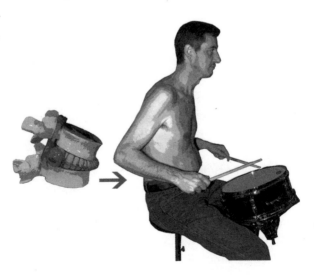

Fig. 3-3. Detalle ampliado de las vértebras lumbares y del disco intervertebral herniado con la pelvis en retroversión.

Correcciones habituales

Hombros elevados o antepulsados (proyección hacia delante del hombro)

Es frecuente encontrar este desequilibrio: los hombros hacia arriba, en continua contracción y/o antepulsados o anteriorizados (colocados hacia delante).

El factor de riesgo de padecer una lesión muscular por sobrecarga y, en consecuencia, tener dolor en la parte alta de la columna vertebral y hombros es muy elevado si se asocia esta postura al hecho de sujetar el instrumento.

Hay que aprender a detectar este vicio postural para evitarlo y que no se convierta en parte de la técnica de sujeción del instrumento.

El peligro está en que esta postura empeore más con el paso del tiempo y, en consecuencia, haga aumentar el número de factores de riesgo, cuando ya de por sí es una postura forzada.

Como ya se ha mencionado anteriormente, hay que valorar aquí también si el hecho de elevar el hombro resulta de la expresividad musical. O si por el contrario, es un hecho puntual y esporádico que no sea el origen de ninguna lesión.

Estos movimientos expresivos son muy frecuentes en varios instrumentistas. Si se realizan de forma esporádica pueden resultar beneficiosos, ya que ayudan a mover zonas estáticas y con este movimiento instantáneo y fuera de la técnica en sí hacen cambiar las tensiones musculares, la oxigenación y la irrigación del músculo o de toda la cadena muscular. Será beneficioso en el caso que sea esporádico y no cree inestabilidad en la extremidad y vuelva a su correcta posición una vez realizado el gesto en sí.

El movimiento bien realizado es el resultante de una estática y dinámica articular correcta. Cuesta más energía y control motor el hecho de desmontar esta estructura para rápidamente hacer un gesto expresivo y volver a la situación primera que encontrar desde un primer momento la estabilidad escapular y mantenerse durante todo el recorrido interpretativo en la adecuada posición.

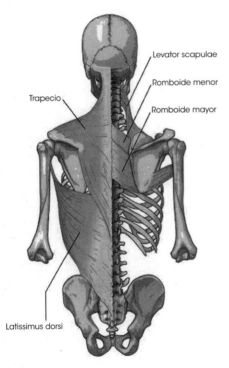

El trabajo constante y repetitivo de la extremidad superior, y en algunos instrumentos de la extremidad inferior también, más la postura estática del tronco añadiendo a esta situación la postura forzada de sujeción o apoyo con el mismo instrumento, convierten la profesión musical en uno de los trabajos con más riesgo de padecer una lesión.

A continuación se debe cuestionar qué cantidad de movimientos y de qué manera se pueden convertir en menos lesivos y, sobre todo, **disminuir el gasto energético muscular** y prevenir las alteraciones del sistema postural.

Cada vez que el músculo se contrae las fibras musculares que lo configuran se acortan. Tal y como se ha explicado en el capítulo anterior sobre las cadenas musculares, el trapecio tiene una acción directa sobre las cervicales ya que sus fibras se insertan directamente en estas vértebras superiores de la columna vertebral. En el hombro se puede mejorar muchísimo el rendimiento motor y disminuir el cansancio muscular cambiando la mecánica de soporte y los ejes de movimiento.

El objetivo es evitar que el trapecio se contraiga en exceso o que se mantenga en una contracción constante.

Cuando el brazo se levanta arrastra el omóplato o escápula. Eso significa que el peso del brazo va a parar al trapecio y que la acción de elevar el brazo es gracias a este músculo, como cuando se ar-

Levator scapulae

Romboide menor

Romboide mayor

Trapecio

Latissimus dorsi

Fig. 3-4. Principal musculatura de la columna vertebral.

ticula una *marioneta*. Esto provoca tensión y sobrecarga en la zona cervical. En los instrumentistas de viento y cantantes es especialmente importante saber corregir la postura en esta zona ya que, cuando el músculo superior del cuello está activado o se activa simultáneamente para subir el hombro, induce a una constante inspiración pulmonar superior, *respiración superior o torácica*. Esta acción dificulta que el aire baje hasta la parte más inferior de los pulmones que es dónde realmente debe llegar.

La movilidad de los brazos no debe afectar a la elevación de la escápula.

Trapecio elevado + escápula elevada
= hombro y brazo inestable

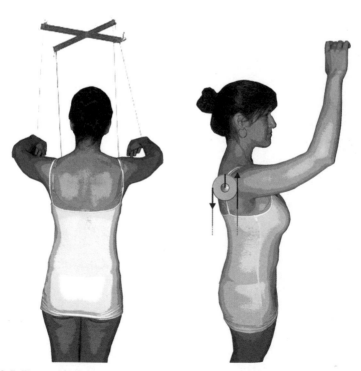

Fig. 3-5. Elevación incorrecta de los brazos tipo «marioneta».
Fig. 3-6. Elevación correcta tipo «polea».

Estabilizar el omóplato. Este es el objetivo para que la escápula esté mucho más sujeta a la espalda y el brazo y la mano se sientan más libres, con menos peso y pueda haber más precisión y fuerza en los dedos.

 ¿Cómo conseguirlo?

Con un trabajo de corrección postural paralelo al de la conciencia corporal. Hay que combinar los estiramientos de la musculatura acortada, resultado del trabajo intenso y constante de subir el hombro, conjuntamente con la potenciación de los músculos debilitados para finalmente encontrar el trabajo correcto de activación muscular y el idóneo tono de las fibras musculares.

Al mismo tiempo hay que trabajar también la conciencia de la postura con la elección adecuada de la técnica corporal que mejor se adapte al músico teniendo en cuenta su carácter, tipología estructural, objetivos primordiales o manera de ser (véase capítulo 6).

Es un trabajo de coordinación que hace aumentar la conciencia del movimiento. Puede resultar complicado la primera vez que se realiza. Aunque, desde el primer momento que se ejercita, el músico aprende a moverse desde otro plano motor con otras sensaciones. Lo que siente es que el brazo de palanca generado con la extremidad superior y la columna es menor y conlleva directamente a que la mano se agilice y reciba menos tensión. De esta forma la carga que recibe del brazo es menor. La mano y la muñeca reciben la sensación de estar más libres. El acompañamiento de un terapeuta especializado es básico en los inicios de la correcta reeducación.

Reeducación de la cintura escapular. Una manera fácil de empezar a sentir que el brazo y el hombro se pueden mover de una manera diferente a la habitual es mirarse al espejo y levantar el brazo hasta colocarlo al lado de la cabeza. El codo ha de mantenerse sin tensión y sin acabar de extenderlo del todo (véase imagen 3-6).

En la imagen 3-5 el hombro y el brazo se han levantado, ya que no se ha disociado el mecanismo de elevación del segundo. Una vez elevado el brazo bajamos el hombro hacia abajo y podemos conseguir el efecto deseado de la disociación entre escápula y brazo, véase que en este momento la postura se asemeja más a la imagen 3-6.

Cuando ya se ha corregido la postura del hombro toca bajar progresivamente el brazo, manteniendo en todo el recorrido de la bajada la fuerza que sostiene el hombro abajo gracias a la contracción de los músculos estabilizadores de la escápula.

La sensación que se puede notar la primera vez que se mueve el brazo de esta manera es un movimiento robusto y tosco, parecido a un movimiento robotizado sin destreza. Esta sensación de torpeza y dificultad es directamente proporcional a la cantidad de acortamiento muscular o falta de estabilidad y fuerza muscular que existe en la musculatura que envuelve la articulación del hombro, sobre todo en la elevadora de la escápula. Encontrar y fijar en el cuerpo y la mente esta sensación de torpeza o incomodidad no es el objetivo del ejercicio. Tampoco lo es el movimiento constante final que se debe realizar para mantener el brazo en correcta posición. Sencillamente es para darse cuenta de que se puede mover el brazo sin mover el hombro, encontrando una nueva sensación y movilidad.

A partir de la experiencia de haber sentido el brazo y la mano de una manera distinta a la habitual, ya se puede empezar a equilibrar la flexibilidad y la fuerza de la musculatura involucrada en el movimiento. Hay que encontrar el equilibrio entre la musculatura que lo permite con la que lo resiste.

De esta forma, el hecho de poder levantar el brazo sintiendo la libertad de peso y movimiento en la mano irá acompañado de la sensación de facilidad motora en el hombro. Si no hay una libertad de movimiento en la zona del hombro permitida por la musculatura que lo rodea, no es energéticamente factible poder levantar el brazo dejando el hombro estable.

Hay que practicar y empezar a trabajar el movimiento disociado cada día. Un rato diariamente y poco a poco, ya sea al sujetar el instrumento o al mantener los brazos en suspensión. Es recomendable hacer esta primera práctica acompañándose de un fisioterapeuta experto en corrección postural para músicos o en artes escénicas.

Práctica detallada: disociación de movimientos.
Aprender a no levantar los hombros cuando se levanta el brazo.

De espaldas a la pared con las rodillas un poco flexionadas y los pies separados unos treinta centímetros del borde del rodapié. El músico identifica el apoyo de las escápulas y aprende a mover los brazos sin que éstas se desenganchen de la pared.

El brazo se coloca en rotación externa del hombro con la palma de la mano mirando hacia delante y el dorso en contacto con la pared. Sin dejar de mantener la escápula en contacto con la pared y el brazo en rotación externa se inicia el movimiento, primero flexionando el codo noventa grados y desde esta posición subiendo el brazo manteniendo el hombro neutro y sin elevar (recordar imagen 3-6). El hombro actúa como una polea.

Hay que centrarse en todo momento en imaginarse el deslizamiento hacia abajo de la escápula y, mientras ésta baja, el brazo sube haciendo protagonistas a los músculos estabilizadores escapulares y no al trapecio superior (véase imagen 3-4), parte de los músculos inferiores como los romboides son los responsables de estabilizar el movimiento.

Una vez hemos elevado el brazo de modo que la mano queda a la altura del hombro se empieza con la extensión del codo, observando que la cabeza humeral (la parte más alta y superior del brazo), se mantiene en su posición. El objetivo del ejercicio es que se deje de asociar la extensión del codo con el hecho de avanzar el hombro hacia delante. El hombro debe de quedar en el mismo sitio, a la misma altura que al principio del movimiento, tocando y manteniendo el contacto con la pared.

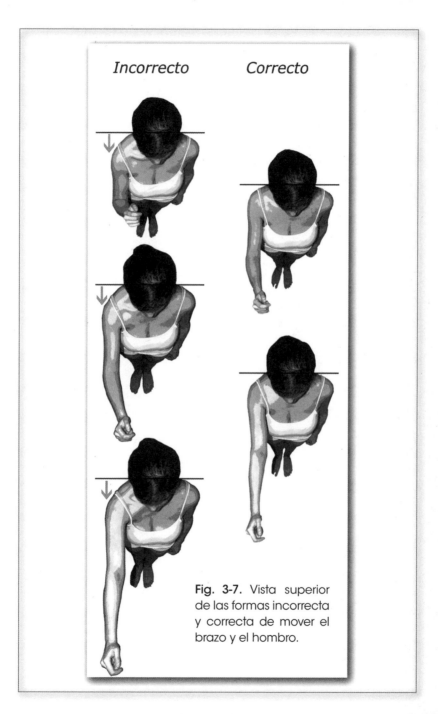

Fig. 3-7. Vista superior de las formas incorrecta y correcta de mover el brazo y el hombro.

Pelvis descentrada. Desequilibrio en las curvas de la columna vertebral

Ya sea en la postura de *anteversión*, cuando la parte más alta de la pelvis está inclinada hacia delante (imagen de la izquierda en la ilustración 3-8), o en *retroversión*, cuando la parte más alta de la pelvis está inclinada en exceso hacia atrás (imagen de la derecha en la misma ilustración), ambas acaban arrastrando la zona lumbar y modifican su curvatura fisiológica. La arquean en exceso o en defecto, provocando alteraciones en el resto de curvaturas de la columna vertebral.

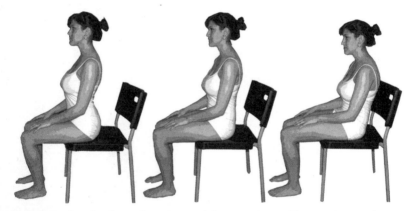

Fig. 3-8. De izquierda a derecha, pelvis en anteversión, neutra y retroversión.

Esto ocurre normalmente por un desequilibrio en el tono muscular entre la zona pélvica, la abdominal y la lumbar. Seguramente acompañado de una falta de apoyo simétrico en los pies. La correcta posición de la pelvis es la neutra, la que queda en el centro de la imagen. En este momento el peso del tronco recae en las tuberosidades isquiáticas, los huesos finales de la pélvis donde se apoya el glúteo, y el tronco debe mantenerse erguido con unas curvas sinuosas encargadas de amortiguar las presiones internas de la columna vertebral y de generar movimiento intervertebral sin sobrecargar más una zona que otra.

? Es habitual que los niños en edad de crecimiento se sienten con la pierna debajo del glúteo. También hay adultos que adoptan esta colocación en la silla o sofá de casa y comentan que esta costumbre les viene desde pequeños.

Esta tendencia postural es una respuesta inconsciente del cuerpo para intentar mantener la pelvis lo más neutra posible y alagar más la parte anterior del cuerpo, lo que ya se ha comentado anteriormente como la cadena anterior.

Lo más probable es que esta alteración ocurra en una silla de adulto, donde no existe la posibilidad ergonómica de acercarse el respaldo de la silla al mismo tiempo que se apoyan los pies al suelo.

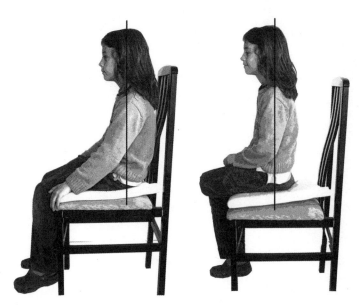

Fig. 3-9. En la figura de la izquierda los pies están sin apoyo y la zona lumbar se arquea. En la imagen de la derecha, la misma niña habiendo colocado una pierna debajo del glúteo.

En la imagen 3-9 se muestra a una niña acortada de la cadena anterior usando el recurso de la pierna debajo del glúteo para elevar más el tronco en cuanto se empieza a cansar de la postura y busca el apoyo de un pie al suelo.

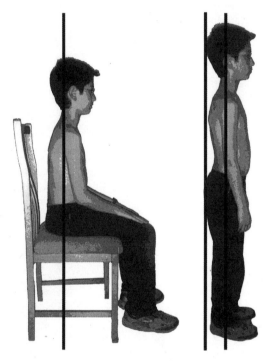

Fig. 3-10. Actitud postural en un niño con predominio de cadena posterior.

En la imagen 3-10 se muestra a un niño con marcada tendencia de elongación de tronco, con facilidad para mantenerse erguido y con los pies apoyados en el suelo. Esta tendencia es lo que se denomina de cadena posterior.

 ¿Cómo conseguirlo?

Antes de corregir la pelvis hay que corregir el apoyo de los pies, ya sea en el suelo o en un cajón de madera o en un reposapiés. Una vez colocado el apoyo completo y no solo de la punta, se valora de nuevo si la pelvis está centrada y equilibrada. Para saberlo se colocan las manos debajo de los glúteos y se bascula hacia delante y hacia detrás. El objetivo es notar las tuberosidades isquiáticas.

Si se balancea encima de las tuberosidades como si fuéramos un balancín, podemos encontrar estos dos huesecillos y permitir que se queden en el centro del glúteo, dejando así que el tronco pueda apoyar todo el peso encima de esta zona.

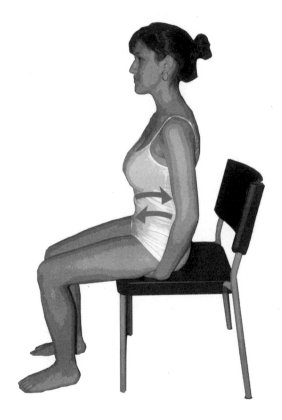

Fig. 3-11. Palpación de las tuberosidades isquiáticas.

El siguiente paso es mantener las curvas de la espalda con el máximo equilibrio posible.

Para saber si estamos en la correcta posición de la columna se puede colocar un bastón a modo de guía simulando la línea 5 (véase capítulo 8).

A continuación se va a justificar lo que consideramos como el asiento adecuado para la correcta colocación de la columna vertebral. El artículo *Dossier versus raquis*, de Antonio Bustamante y Fabienne Kern, trata de los asientos y atiende a la forma de los respaldos, observando cómo colaboran al soporte del tronco de la persona sentada. En él se explica cómo la estructura biomecánica del tórax de un sedente reclinado transporta una parte del peso del tronco, cabeza y extremidades superiores, al respaldo del asiento en el que se apoya. Este artículo pone de relieve que la forma de casi todos los respaldos existentes es cóncava, y que esta forma solicita las costillas del sedente y no su espina dorsal, provocando una trayectoria de las cargas entre las costillas y la columna, ya que éstas «cuelgan» del refuerzo dorsal vertebrado que constituye la espina dorsal. Por eso concluye que la mayoría de los respaldos blandos son «contra natura», es decir que no tienen en cuenta la forma de la osamenta del tronco y su manera de colaborar con la musculatura paravertebral en la función de soporte.

El tipo de asiento propuesto por Bustamante está hecho con la intención de posicionar los glúteos y la espina dorsal de tal manera que se responsabilice al sedente del equilibrio de su propio tronco. La forma

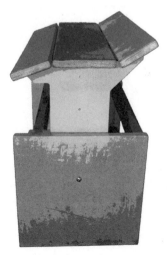

Fig. 3-12. El asiento Bustamante.

de este asiento está basada en un estudio realizado en la facultad de Medicina de Santiago de Compostela y en las experiencias con mobiliario escolar experimental en un instituto de enseñanza media (véase, en la bibliografía, *Mobiliario escolar sano*).

El apoyo sacro colabora al equilibrio natural en extensión del tronco, sin que se modifique la anteroversión de la pelvis; éste es un movimiento que se realiza de forma casi siempre inconsciente al sentarse en los modelos de asiento inclinados hacia delante o en cuña.

Cuando se trabaja en la reeducación motora y en el equilibrio del tronco, se comprueba que al utilizar este asiento aumenta la propiocepción del usuario y el rendimiento de su trabajo. Y así, la persona sentada en este asiento gestiona la distribución del tono muscular de su cuerpo más fácilmente que en una silla de asiento plano, que forme un ángulo más cerrado con el respaldo. La reeducación postural y los ejercicios sobre la conciencia corporal de los músicos en posición sedente se deben realizar siempre en este tipo de banqueta.

Se ha comprobado que la velocidad de integración del comportamiento basculante alrededor de la pelvis y el asentamiento de las curvaturas de la columna vertebral encima de las tuberosidades isquiáticas son mucho más rápidos y efectivos en la banqueta Bustamante que en otros tipos de asientos, incluso los que tienen forma de cuña (véase imagen 3-30).

Estos dispositivos pueden inducir a la anteversión pélvica con el objetivo de enderezar el tronco. La actitud postural que se induce con el asiento inclinado es un enderezamiento del tronco, donde se corre el riesgo de activar en exceso la musculatura extensora de la columna vertebral, concretamente la de la zona lumbar.

Pies sin total apoyo

En estado sedente, por efecto del peso bien colocado de todo el cuerpo, requisito indispensable es mantener la pelvis en posición neutra (ni en anteversión ni en retroversión), ya que los pies deben recibir el peso de la extremidad inferior y notar al mismo tiempo que están sujetando literalmente el peso de la extremidad inferior. Cuando esto ocurre se reduce en gran medida el factor de riesgo de la torsión del tronco ya que esta actitud postural induce al correcto movimiento del mismo; se profundiza en el siguiente apartado.

♫ Es muy frecuente encontrar niños y adultos con la posición de envolver las piernas y los pies alrededor de las patas de la silla o de flexionarlas completamente hacia atrás. Lo hacen para encontrar una estabilidad en la pelvis y de esta forma mantenerse más erguidos. Lo que buscan al colocar así las piernas es encontrar una elongación y rectitud de la columna en postura sedente ya que, si buscan el apoyo del tronco en el respaldo, ésta se curva hacia delante.

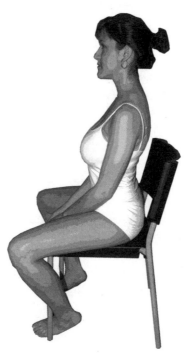

Fig. 3-13. Los pies bordean la silla buscando estabilidad en la zona lumbar.

Otra forma que tienen los niños de sentarse es buscar el respaldo de atrás; de este modo la espalda queda curvada completamente; es la columna la que se adapta a la silla y no al revés, como debería ser. A falta de respaldo, el niño queda completamente fuera de su eje.

¿Cómo conseguirlo?

Los pies han de estar en el suelo con un apoyo completo, cuanta más superficie de contacto haya mejor. En el momento en el que los pies están bien apoyados y el ángulo de las piernas y el tronco está bien corregido soportando el peso de las piernas, la colocación y sensación general de la columna varía por completo. Para mejorar esta práctica se puede sumar el ejercicio descrito en el capítulo 8 sobre la higiene postural.

En los momentos de reposo es recomendable apoyar la columna vertebral al respaldo, y todavía más recomendable cuando en edades tempranas la musculatura aún no tiene la suficiente fuerza muscular. Un respaldo muy alejado de la pelvis y en general del tronco ofrece un estímulo de apoyo erróneo para el niño.

Torsión de columna

La torsión aparece cuando la cintura pélvica —*la cintura* y la cintura escapular—, y los *hombros* no están en el mismo plano de movimiento.

Como hemos visto en el capítulo 2, los ejes de la cintura pélvica y escapular han de mantenerse paralelamente al suelo. En los movimientos de tronco en los que se mantiene fija la cintura pélvica y sólo se gira la escapular es cuando aparece la torsión.

¿Cómo conseguimos evitar la torsión? La mejor manera de evitar esta compensación es darse cuenta de cuándo se está realizando. Este aumento de sensibilidad en la estructura corporal se consigue con el trabajo de la higiene postural, la conciencia y la reeducación corporal y postural con prácticas sugeridas en el apartado de correcciones habituales «Hombros elevados o antepulsados» de la página 39.

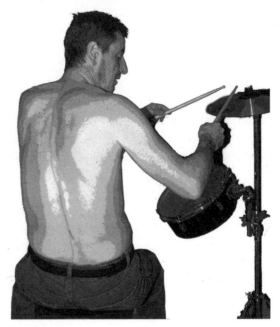

Fig. 3-14. Ejemplo de torsión en la columna.

Aumento del tono muscular

La mejor opción para empezar a colocar el cuerpo para tocar un instrumento es saber distribuir y dirigir el tono muscular, encontrando el óptimo y más adecuado en cada momento: la eutonía (del griego, *eu*: buen, justo, armonioso y *tonos*: tono). Hay una técnica de trabajo corporal que tiene este nombre, no nos referimos en este momento a la práctica de este método corporal, sino a encontrar el estado idóneo de tono muscular para poder trabajar.

Buscar el tono adecuado es la base para empezar cualquier actividad muscular y sobre todo la interpretativa. La base de esta acción, más la aplicación de la ergonomía aplicada al instrumento, al lugar de trabajo y de estudio, es la clave para no sobrecargar el sistema músculo-esquelético y evitar lesiones. Ahora bien, lo que determina que el tono aumente en situaciones no favorables es la falta de conciencia corporal.

Hay una relación directa entre la capacidad de movimiento funcional de una parte o zona del cuerpo, con el ajuste (incremento o disminución) del tono para la óptima interpretación artística. Trabajar con el tono adecuado es una de las primeras premisas para evitar lesiones posturales y de sobrecarga músculo-esquelética.

Del resultado postural de elevar los hombros o hacer una retroversión pélvica puede verse afectada la musculatura suboccipital profunda, la inserida por debajo del hueso occipital y primera vértebra cervical. Las tensiones musculares aumentadas en esta zona alteran la tensión de estos músculos pequeños y muy potentes, involucrados directamente en la regulación del equilibrio y la oculomotricidad, los movimientos del ojo.

En instrumentistas que han permanecido mucho tiempo mirando hacia un mismo lado, las asimetrías entre el movimiento de un ojo y el otro ojo son evidentes al realizar el test de convergencia ocular: cuando se les pide mirar hacia un punto medio (véase la imagen 1-1.), uno de los dos ojos no se acerca tanto como lo hace el otro a la línea media. La falta de movilidad ocular de un ojo afecta al movimiento general del cuerpo y genera compensaciones posturales.

Hay que leer la descripción postural de todos los instrumentos aunque el lector sólo esté interesado en uno. En la descripción de la postura corregida y la enumeración de los errores más frecuentes se describen las actitudes posturales que son las más habituales de encontrar en ese instrumento y que fácilmente pueden verse repetidas también en otro. Por este motivo es recomendable leer todos los apartados y apoderarse del concepto y de la corrección postural propuesta en cada uno de los instrumentos y respectivamente aplicarlo comparándolo al propio.

Inclinaciones y rotaciones de la cabeza

La efectividad de la oculomotricidad, movimientos oculares, se ve alterada cuando se inclina la cabeza hacia un lado durante mucho tiempo.

Es el caso de algunos músicos que se pasan años tocando con la cabeza inclinada. En muchos de estos casos son vicios posturales y no exigencias de la postura con el instrumento.

Cuando la cabeza gira permanentemente hacia un mismo lado se está alterando la conciencia del campo espacial contralateral al del giro. Este hecho conlleva directamente a una diferencia en el proceso de la información entre ambos lados.

Esto no condicionará una restricción en la amplitud de los músculos oculares, pero sí una mayor dificultad de acción en la zona de mirada menos utilizada y, en consecuencia, afectará en el proceso necesario para la correcta integración de la información que recibe el cerebro.

Al cabo de los años esa persona podrá tener una falsa conciencia de dónde está realmente la línea media corporal; su sensación será que está más ladeada de lo que realmente está debido a que durante mucho tiempo ha girado la cabeza hacia un mismo lado.

Este hecho es muy importante recordarlo ya que si un violinista, violista, guitarrista o arpista no trabajan con técnicas específicas de conciencia corporal y sensorial desde pequeños, en edades adultas sufrirán carencias sensoriales del lado contralateral al del giro y perderán calidad técnica. Para llegar a la excelencia interpretativa se necesita un nivel muscular y sensorial idóneo que hay que trabajar desde edades tempranas y con mucha más intensidad en el momento en que se decide dedicar más horas de estudio instrumental.

Un violinista adulto tendrá más facilidad en procesar la información que le venga del lado izquierdo. Por este motivo se encuentra más cómodo sentándose de manera que mire la televisión a su izquierda o se coloca en el cine en el lado derecho de la sala. En ambos casos la pantalla queda hacia su izquierda que es por donde está acostumbrado que le entre la información. Es lo mismo que sucede cuando pasea por la calle con sus amigos o pareja, sintiéndose más cómodo situado en el lado derecho de sus acompañantes.

Para frenar esta pérdida de la consciencia de la información recibida por un lado es indispensable hacer el esfuerzo de buscar estímulos por el lado contralateral al del giro habitual en el estudio. La finalidad es equilibrar la información recibida por ambos lados de la forma más simétrica posible. Se aconseja cambiar hábitos buscando conscientemente en la vida cotidiana situaciones contrarias a las cómodas pudiendo integrar de manera equilibrada los estímulos visuales y sensaciones que provienen tanto del lado derecho como del izquierdo.

Un ejemplo para los pequeños violistas o violinistas puede ser aconsejarles que se coloquen preferentemente en el lado izquierdo de la clase para que la pizarra les quede a la derecha. Del mismo modo, en las clases prácticas con el instrumento, el profesor no debe potenciar esta actitud asimétrica. Hay que aconsejar al estudiante, tal y como se ha comentado anteriormente, que haga el esfuerzo de colocarse en las actividades de la vida diaria de forma que active el lado donde haya carencia de conciencia sensorial.

Los violinistas, violistas, guitarristas y arpistas, ejemplos en los que se gira la cabeza al interpretar por la sujeción y por los largos años de estudio, cuando quieren dirigir una orquesta o grupo instrumental o vocal, han de tener en cuenta que la información que van a recibir del lado derecho no se percibe con la misma intensidad ni precisión que la del lado izquierdo. Esta particularidad les puede suponer una dificultad técnica añadida.

Análisis postural instrumental básico

Violonchelo

La postura del instrumento favorece el completo apoyo de los pies al suelo ya que de este modo favorecen la estabilidad del instrumento a través de las piernas.

Hay que colocar el instrumento a la altura y la inclinación adecuada a través de la *pica*, la clavija retráctil que se apoya en el suelo, de manera que permita aducir y abducir el brazo derecho sin compensar este movimiento con la torsión que se puede generar en la zona escapular, provocando las no deseadas rotaciones de tronco. La altura idónea también condiciona el hecho de no tener que flexionar con exageración el tronco.

Cuando se produce una rotación de la columna se genera un desequilibrio muscular, causante de alterar la biomecánica y sobrecargar la musculatura y las articulaciones.

La correcta forma de sujetar el instrumento es cuando permanecen las cinturas escapulares y pélvicas en el mismo plano de movimiento. Y se da más protagonismo a la disociación de los brazos que no a la integración de la movilidad de los mismos con la torsión del tronco.

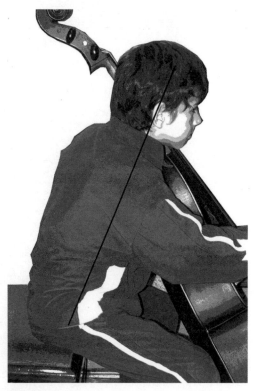

Fig. 3-15. Correcta alineación del chelista.

En la vista lateral que muestra la imagen superior se observa la flexión del tronco que requiere el instrumento desde la cadera. Aunque esta flexión puede realizarse con retroversión pélvica y sobrecargar la zona media de la espalda y en consecuencia la zona superior.

El hombro izquierdo permanece mucho más estático que el derecho e induce a subir la escápula conjuntamente con el brazo por efecto del músculo trapecio (véanse imágenes 3-5 y 3-6).

La actitud postural más frecuente en épocas de crecimiento entre los 8 y 12 años, que se repite en la adolescencia, es la *deficiencia postural de la cadena anterior*. Si esta actitud se mantiene con el paso de los años acaba siendo un factor de riesgo músculo-esquelético muy lesivo.

En este plano podemos observar la obertura completa de la mano izquierda y el agarre del arco con la mano en *pich*, que también se verá beneficiado si el hombro permanece en su correcta postura agilizando la destreza en la movilidad del arco.

El movimiento del brazo derecho provoca una alteración con efecto de torsión en la cintura escapular, que ya no permanece en el mismo plano de movimiento que la cintura pélvica.

La inclinación de la cabeza hacia la derecha provoca también la desviación de la línea de la mirada y puede tener como consecuencia una posible compensación de las curvas de la espalda y una posible *escoliosis* (véase capítulos 2 y 4).

Si esta actitud de in-

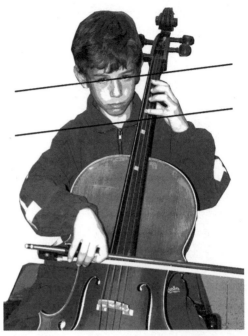

Fig. 3-16. Las líneas bipupilar y escapular no están paralelas a la cintura pélvica.

clinación se mantiene como costumbre se acaban acortando unas fibras musculares y alargando otras del complejo mecanismo muscular que configura el cuello, lo que finalmente provoca una restricción y desequilibrio en el movimiento global y soltura del brazo.

 ¿Cómo conseguirlo?

Hay que trabajar de forma inmediata con la corrección del movimiento que ofrece la práctica de la higiene postural (véase capítulo 8), con la finalidad de integrar el movimiento correcto de la flexión anterior del tronco para realizarla desde la cadera y no desde la zona cervical o dorsal.

El espacio que ocupa el instrumento provoca que cuando el músico se inclina hacia delante crea un brazo de palanca bastante grande y por este motivo precisa de una buena colocación de la cintura escapular y hombro para no aumentar ni compensar el tono del antebrazo.

El trabajo se complementa cuando se cambia la inclinación del instrumento, subiendo o bajando la banqueta, alargando la musculatura afectada y potenciando la necesaria.

También se complementa con higiene postural, con técnicas de corrección postural y entrenamiento adecuado que, dependiendo de las retracciones musculares que presenta el músico, se enfocará a trabajar en base a los estiramientos centrados en la zona de retracción muscular a la vez que se fortalecen las más débiles.

 Advertencia

Al alterarse la mecánica de movimiento la escápula se desestabiliza y el correcto movimiento técnico que precisa el instrumentista es más costoso de realizar.

La inestabilidad del hombro se transmite hasta la mano donde aumenta de forma inconsciente el tono muscular y en consecuencia, el agarre del arco. Al priorizar la estabilidad de los músculos fijadores de la escápula (vistos en el apartado «Hombros elevados» de la página 39), el arco fisiológico de la mano, la dirección de los dedos y la fuerza del movimiento mejoran también.

Las alteraciones que hay que evitar para mejorar el rendimiento artístico son varias. Por ejemplo, la asociación errónea de la rotación interna del hombro izquierdo al presionar con fuerza las cuerdas. O las compensaciones del aumento del tono del antebrazo por la exigencia en la abertura interdigital de los dedos de la mano izquierda.

El trabajo muscular de mejora en la abertura interdigital hay que entrenarlo por separado y fuera de las horas de estudio instrumental. Para la realización de ejercicios específicos es mejor consultar con un especialista, ya que variarán según la morfología de cada mano y habrá que elaborar una tabla de ejercicios específica para cada músico.

Oboe

Al ser un instrumento de viento la respiración resulta primordial. Es necesario revisar la postura de la pelvis con detenimiento ya que hay varias lesiones que pueden derivarse de una mala colocación tanto en bipedestación como en sedestación.

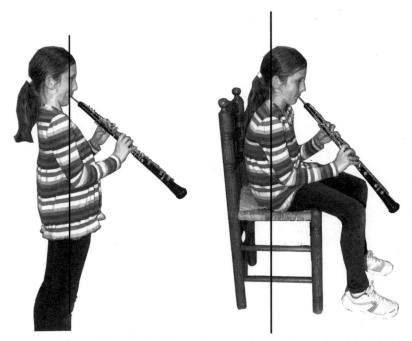

Fig. 3-17. Descentraje de la línea de gravedad, tanto en bipedestación como en sedestación. La pelvis y la cabeza no están alineadas.

Al no conservar las curvas fisiológicas de la espalda el esfuerzo muscular para mantener el equilibrio corporal y respiratorio en el ataque es mayor.

♪ ♪ ♪

Cualquier anomalía estructural en este plano alterará la presión interna y el factor de riesgo de padecer una lesión por hernia o prolapso es mucho mayor.

♪ ♪ ♪

La corrección de la colocación estable y total de los pies y la pelvis es básica para poder realizar un buen trabajo respiratorio partiendo de la colocación correcta y estable de todo el tronco.

Advertencia

Una de las alteraciones más frecuentes en el oboísta, sobre todo en sus inicios, es la flexión anterior de la cabeza. Mantener el «doble mentón». Ocurre cuando es la boca la que va a buscar el instrumento y no al revés. Al bajar la cabeza se altera también la curva de la zona lumbar y puede llegar a crear un falso apoyo respiratorio, al no dar movimiento en la zona lumbar, el aire no llega correctamente, aumenta la expansión torácica de la ventilación anterior y superior y bloquea la posterior.

También ocurre cuando la boca va en busca del instrumento ya que los brazos se cansan de mantenerse elevados y no suben lo suficiente. Es un brazo de palanca relativamente grande y es una postura mantenida.

¿Cómo conseguirlo?

En primer lugar hay que cambiar la postura paso a paso, tal y como se muestra en los capítulos 5 y 8. En segundo lugar hay que trabajar la respiración (véase capítulo 7).

Y más adelante valorar si es una alteración que afecta sólo a la zona de los brazos y la cintura escapular o hay alteraciones en otras zonas por compensación.

Descartando otras compensaciones, si la pelvis está bien colocada, se puede centrar el trabajo de reeducación en la zona de la cintura escapular, el objetivo primordial es conseguir un trabajo conjunto y estable de la musculatura que sujeta los brazos. La estabilidad de la zona escapular es básica para instrumentos que requieren una postura estática de brazos y es necesario mantenerla durante toda la carrera musical.

Ejercicio práctico

Conservar la postura que aparece en la fotografía durante 15 segundos. Hacer descansos de 30 segundos y repetir 3 veces el ejercicio propuesto.

Hombros abajo, cabeza alineada con la pelvis. Hay que conservar una misma línea recta que imaginariamente una los talones, la pelvis y la cabeza sin desviarse.

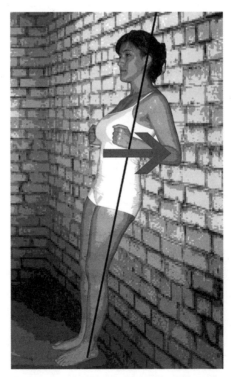

Fig. 3-18. Los codos en contacto con la pared mantienen la pelvis y la cabeza alineadas.

Un movimiento bastante instintivo para poder apretar con más fuerza la zona abdominal y poder expulsar con más presión el aire es buscar una postura cerrada de la parte anterior, arqueando la espalda hacia delante, con las consecuencias físicas que esta actitud conlleva.

Esta actitud postural también se ve condicionada por el hecho de no subir los brazos suficientemente y es la manera de acortar las distancias entre la zona abdominal y las manos.

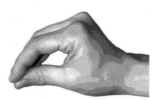 Hay que buscar un agarre fisiológico de la mano lo más ergonómico posible, sobre todo de la derecha, que es la que recibe el peso. Si al realizar la pinza (véase fotografía 3.20) el pulgar queda más bajo que el tercer dedo es un factor de riesgo muy lesivo para la muñeca por el brazo de palanca que se genera y por la gran cantidad de peso que se transmite a la articulación metacarpofalángica. Hay que buscar con la ayuda del fisioterapeuta y el luthier una solución ergonómica y fisiológica que favorezca una biomecánica adecuada.

La falange distal del pulgar de la mano derecha queda muy extendida. Este trabajo asimétrico de los dedos realza la necesidad de realizar un trabajo muscular estable de la musculatura de la mano al mismo tiempo que se descarga el tono muscular del antebrazo y se estabiliza la escápula.

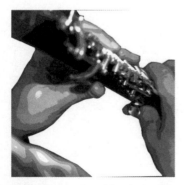

Fig. 3-19. Hiperextensión de la falange distal del pulgar izquierdo.
Fig. 3-20. Mano en pinza fisiológica.

Cuando se coloca debajo del apoyo del pulgar derecho una almohadilla de plástico o silicona para soportar mejor el peso y el contacto con el instrumento en la articulación interfalángica distal se está produciendo un error, ya que se está aumentando la distancia entre el pulgar y el índice, alterando todavía más la mecánica de agarre fisiológica, alejándose de la recomendada: el pulgar debe estar a la misma altura del primer y segundo dedo al realizar la pinza.

Cuando el instrumento pesa demasiado hay que usar un apoyo para el instrumento, por ejemplo, un atril, como se ha explicado en el punto 3 de la página 36.

La base de sustentación hay que mantenerla de la misma forma que se mantiene el paralelismo entre las dos cinturas escapulares y pélvicas. Puede pasar también que la cabeza quede más adelantada respeto a la línea de gravedad y al tronco por la incorrecta colocación pélvica y la falta de apoyo en los pies, sobre todo cuando se toca sentado.

 ¿Cómo conseguirlo?

Hay que realizar ejercicios estabilizadores de la mano, concretamente de la musculatura del pulgar. Al igual que se debe mejorar toda la actitud entrenando la musculatura afectada y haciendo un trabajo de conciencia corporal de disociación de las estructuras anatómicas alteradas por los cambios en los ejes del movimiento.

De igual modo es preciso mantener en todos los instrumentos de viento la columna del aire, lo que conlleva no alterar la postura del tronco ni tampoco bloquear hacia atrás las rodillas.

Ejercicio

Sentarse encima de una pelota grande de unos 50 cm de diámetro. Primero manteniendo los pies en el suelo con completo apoyo, se levanta y se sube el tronco, manteniendo la verticalidad y el glúteo en contacto con la pelota. Aparte de ser un ejercicio de conciencia corporal y reeducación corporal puede ser útil al inicio de la clase como calentamiento general del cuerpo (véase imagen 3-21).

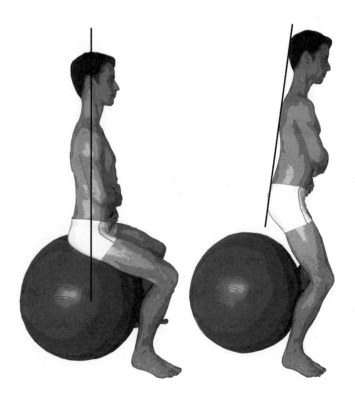

Fig. 3-21. Ejercicio de alineación del tronco.

¿Cómo se sabe si se está manteniendo la distancia correcta en el tronco? Pidiendo que mientras se salta, se coloquen las manos encima de la barriga, para asegurarse que se mantiene la distancia esternón-ombligo, ombligo-pubis. ¡No hay que cerrar ni abrir el espacio durante el ejercicio! De esta forma se estimula la elongación del tronco.

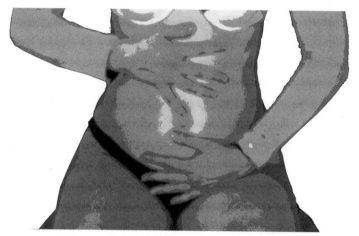

Fig. 3-22. Espacio que hay que conservar durante la realización del ejercicio anterior.

Trombón

Es uno de los instrumentos que crea un brazo de palanca más grande en relación al cuerpo del instrumentista. La carga se aleja considerablemente y debe ser compensada con un buen soporte muscular de la zona abdominal y lumbar.

Durante el aprendizaje es recomendable buscar un apoyo para sujetar el peso distal del instrumento y poder aprender de esta manera con más agilidad. Se puede usar este recurso el tiempo necesario que requiera el aprendiz y de esta forma ganar poco a poco la fuerza necesaria en la espalda, el abdomen y zona lumbar sin que se adquieran malos hábitos posturales ni compensar las líneas de fuerza ni de gravedad.

Debido al peso del instrumento y el brazo de palanca que se crea hacia delante es probable que el cuerpo del músico cree compensaciones en la línea de la gravedad y tienda a inclinarse hacia atrás, llevando la pelvis hacia delante y bloqueando el espacio lumbar, tan necesario para la respiración posterior. De ahí la tendencia a respirar con la parte superior del pecho.

Los desequilibrios pélvicos son muy frecuentes, así como las lesiones en la zona superior del cuello. El hombro izquierdo de estos instrumentistas suele estar más elevado. Esto ocurre porque el movimiento se produce constantemente con el brazo derecho siendo el punto de anclaje el hombro izquierdo. Por la posición del codo cerca del cuerpo, el brazo de palanca al tronco queda mucho más reducido que el constante ir y venir que se produce con la flexo-extensión del codo derecho.

Para mejorar las condiciones de sujeción del instrumento hay que hacer un trabajo profundo de recolocación escapular conjuntamente con una estimulación contra la pared, sin el instrumento. El error de mantener el instrumento cerca del cuerpo con la elevación del hombro y activación de los músculos superiores del tronco es la causa más probable de contracturas y dolores (véase ilustración 3-24).

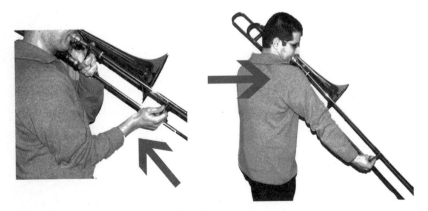

Fig. 3-23. Detalle de la extensión de la muñeca derecha.
Fig. 3-24. Incorrecta antepulsión del hombro derecho al estirar el brazo.

La musculatura propia del instrumentista es la encargada de mantener bien situado el centro de gravedad. El buen apoyo en los pies, la descarga en semiflexión de las rodillas y la zona lumbar son indispensables para poder llegar al objetivo propuesto.

♫ La respiración superior más el peso del instrumento pueden llevar a lesionar muy fácilmente estructuras musculares provocando contracturas de las fibras del músculo que atrapan fácilmente entre ellas los nervios. Irritándolos y creando sensación de hormigueo o falta de fuerza en el brazo. Cuando aparecen estos síntomas hay que visitar con urgencia a un especialista para que detecte a tiempo el origen de la alteración.

Ejercicio práctico para trombonistas

Aun sin haber adoptado medidas musculares de entrenamiento específico para esta corrección, se puede realizar la siguiente práctica, aunque siempre es aconsejable consultar a un profesional para trabajar con la máxima exactitud posible. Lo propuesto en primer lugar es realizar un trabajo de estiramiento analítico de los pectorales y el trapecio y ejercitarse en la práctica de «Bajar el hombro», explicada en la práctica de la página 42 (véase imagen 3-7).

Este ejercicio hay que repetirlo en casa varias veces, forma parte de la corrección postural con el instrumento, ya que después de repetir esta pauta unas cuantas veces contra la pared, hay que repetirla sin apoyo posterior. Para no crear compensaciones pélvicas mientras se realiza el ejercicio sin apoyo de la pared es necesario realizar la práctica de perfil con un espejo. Para ir mirándose de vez en cuando y asegurarse que no se ha alterado el eje. Después de estos dos pasos se coge el instrumento y se practica de la misma forma que se ha realizado la actividad anterior, ahora con el instrumento.

Pueden manifestarse varias sensaciones, la más frecuente es que aunque se extienda el brazo por completo no se va a llegar a la elongación deseada. A medida que se va practicando conjuntamente con los ejercicios de restablecimiento muscular esta sensación cambia radicalmente y se transforma en una sensación de holgura y mejora en la coordinación y gestos del brazo y dedos. La anteriorización del hombro sólo debe realizarse en casos muy extremos y no hay que asociarla a la extensión del codo.

Trompeta

La trompeta, como los instrumentos de viento-metal, requiere una fuerza muy grande en la espiración para hacer vibrar los labios, al mismo tiempo que es necesario un completo control escapular para mantener los brazos en alto.

 Nota para profesores

Aprender antes de sujetar el instrumento la manera más económica, energéticamente hablando, sobre cómo hay que levantar los brazos. Resulta ser de una eficacia extrema para que el joven intérprete pueda aguantar sin dificultad los brazos en alto.

Es muy aconsejable para el profesor y el alumno que antes de empezar la clase realicen el ejercicio propuesto de reeducación de la cintura escapular del capítulo 5.

Aunque no sea necesaria la flexo-extensión del codo en la técnica instrumental, la integración del movimiento de los brazos sin depender de la postura de los hombros da mucha seguridad, control de movimiento en los dedos y precisión en la salida del aire, ya que la cabeza durante el ejercicio se debe mantener bien colocada contra la pared.

> ♫ Toda la capacidad del tórax y del abdomen está preparada para inspirar y espirar al máximo de sus posibilidades. Aprender a respirar sin compensar con movimientos de la pelvis es uno de los regalos más grandes a nivel de conciencia corporal que se pueden hacer en las clases con el instrumento.

Una de las compensaciones posturales más habituales que se pueden observar en el adulto trompetista en los momentos interpretativos es la siguiente:

La respiración es básica para este instrumento. Hay que realizar mucha fuerza, y requiere un entrenamiento continuo de la musculatura de los labios y resto de la cara.

(Para practicar la respiración correcta véase capítulo 7.)

El uso de este instrumento de viento requiere visita odontológica, ya que la fuerza de presión sobre los labios que ejerce la boquilla en un «Do» medio es de 500 gramos, cuando la fuerza que ejerce la ortodoncia sobre cada diente para moverlo es de 100 gramos «Measurement of periotal pressures during playing of musical wind instruments»,

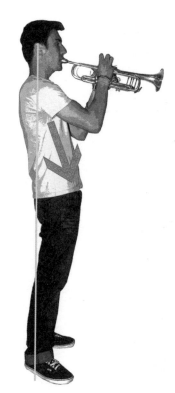

Fig. 3-25. Pelvis anteriorizada con respecto a los pies y a la cabeza. Incorrecta distribución de la presión del aire.

Am J. Orthod, 1965, 51, pp. 865-873. La rotura de los labios es muy frecuente, por los que hay que evitar este hecho tanto como se pueda.

 ¿Cómo conseguirlo?

Es muy importante dedicar un trabajo especial a la musculatura de la cara, ya que el instrumento requiere un esfuerzo muy fuerte de la musculatura orbicular. Hay que potenciar, estirar y relajar toda la cara y la lengua, no solamente el orbicular.

La reeducación postural será la indispensable (véanse los capítulos 5 y 7 y repaso del «¿Cómo conseguirlo?» en los instrumentos trombón y trompa). Hay que tener en cuenta que el 85 % del peso del instrumento es soportado por el hombro y el pulgar izquierdo en extensión máxima. El trabajo intrínseco de la musculatura de la mano y el tono muscular

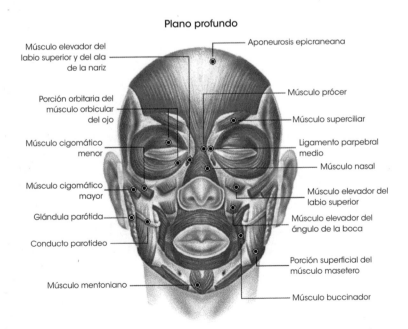

Fig. 3-26. Ilustración de los músculos de la cara.

bien distribuido es básico para evitar lesiones y mejorar el rendimiento del músico.

Trompa

Las alteraciones posturales que causa el abrazar el instrumento son varias: subir el hombro izquierdo hacia arriba y/o bajar el derecho; adelantar los hombros y activar con esta actitud postural la respiración superior.

Cuando hay tensión o acortamiento en la cadena muscular posterior, ya sea en la zona lumbar, dorsal o cervical, hay más tendencia a levantar los hombros y buscar desde este punto una inspiración mayor.

Es importante tener un buen apoyo de toda la espalda para poder mantener la columna del aire bien dirigida. El riesgo de torsión del tronco es elevado tal y como se muestra en la imagen 3-28.

En el caso de hacer una retroversión pélvica, cuando el tronco se inclina hacia atrás, el esfuerzo que debe realizar el diafragma es mucho mayor, al mismo tiempo que se altera la presión interna y la correcta

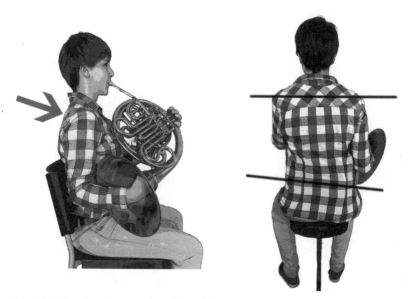

Fig. 3-27. Tendencia a antepulsar el hombro derecho.
Fig. 3-28. Torsión del tronco.

proyección del aire. Esta alteración es motivo de lesiones en el suelo pélvico, que los músculos que envuelven la parte más baja del tronco, como la incontinencia urinaria o los prolapsos. La boca debe permanecer centrada y no se debe inclinar la cabeza hacia ningún lado. Los hombros han de permanecer equilibrados con la pelvis, en el mismo plano de movimiento.

 ¿Cómo conseguirlo?

Para mantener abierto el tórax durante la inspiración y espiración, se colocan dos pelotas blandas en la espalda, apoyadas con el propio peso del músico. El ejercicio consiste en mantener una presión constante entre las pelotas y la espalda (véase imagen 3-29.).

El siguiente paso después de haber practicado unos diez minutos el ejercicio anterior es conseguir enderezar la columna sin apoyo ninguno, trabajando con los ángulos adecuados de sedestación según la tipología estructural del músico. En la imagen 3-30 se muestra al músico sentado

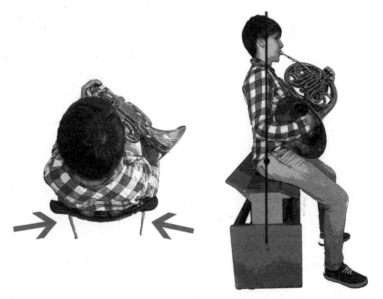

Fig. 3-29. Ejercicio con pelotas pequeñas en la zona media de la espalda.
Fig. 3-30. Correcta alineación de tronco y piernas.

en la banqueta Bustamante, que induce a una alineación correcta del tronco.

La musculatura de la cara, y en especial la de los labios, requiere una atención especial, citada en el apartado «¿Cómo conseguirlo?» de la trompeta, página 72.

Tuba

Por las dimensiones que tiene la tuba, resulta imprescindible el trabajo muscular *a priori* ya que es necesaria la fuerza estabilizadora del tronco y de la extremidad superior tanto para el agarre del instrumento como para la creación de un sonido brillante. Ambas mejorarán la relación entre músico e instrumento.

Hay que evitar una flexión anterior del tronco, ya que si se realiza, la dirección de la columna del aire se modifica e incrementa la presión

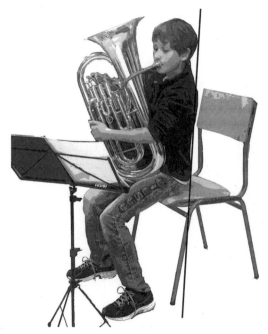

Fig. 3-31. Correcta alineación del tronco buscando el borde de la silla, para aumentar el ángulo de la cadera con las piernas y el apoyo de los pies en el suelo.

interna de la zona más baja de la espalda (se han descrito las consecuencias de presión interna en apartados anteriores, imagen 3-21).

Hay que encontrar un punto medio entre la comodidad y la seguridad, buscando la manera más inteligente en la que el entorno y el instrumento se adapten lo más posible a las necesidades del intérprete y no al contrario.

Que el instrumento quede más alto, más bajo, más inclinado o menos, se debe conseguir con la misma silla o con apoyos extras con el instrumento o con el mismo músico. Todo menos adaptar el tronco o el cuerpo a los cambios.

 ¿Cómo conseguirlo?

La colocación correcta de este instrumento pasa por la elongación y la flexibilidad de toda la cadena posterior muscular del cuerpo. Ya que exigen una flexión de 90° para el buen agarre del instrumento.

Flauta travesera

Es uno de los instrumentos que más favorecen la torsión dorsal y en consecuencia, pueden provocar una escoliosis.

La torsión del tronco hay que evitarla. El hecho de colocar un brazo en rotación contraria al otro no debe implicar que se deba trasladar esta asimetría a la columna vertebral. Hasta que no se consiga la independencia del movimiento de las escápulas con respeto a los brazos y a la columna, la actitud postural escoliótica permanecerá, ya que implica una restricción de movimiento que a la larga produce compensaciones posturales más graves.

El agarre del instrumento puede producir una abducción de la escápula izquierda y una elevación del hombro. La necesidad de la estabilidad interescapular a la vez que la independencia del movimiento para conseguir la elevación de los brazos sin la participación de los hombros es indispensable.

En los inicios del estudio instrumental la tendencia postural más frecuente es la de bajar el brazo derecho acercándolo demasiado al cuerpo y por lo tanto, limitar la expansión de la respiración costal de ese mismo lado, situación que conlleva aumentar la flexibilidad de las costillas del lado contrario. En la imagen 3-32 se muestra la correcta sujeción del instrumento.

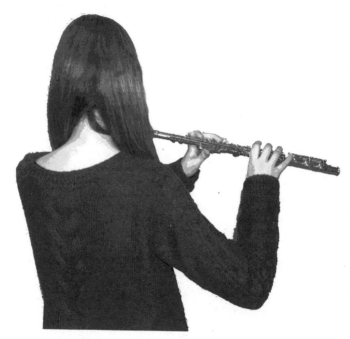

Fig. 3-32. Correcta sujeción de la flauta travesera.

 ¿Cómo conseguirlo?

El trabajo de corrección de la postura es el siguiente:

- Mantener la escápula izquierda más estable.
- Diferenciar la rotación de tronco de la elevación de los brazos y la abducción del brazo izquierdo (véanse las páginas 39-45).
- Disminuir el tono de los trapecios (véase el capítulo 5).
- Controlar el acortamiento de los pectorales (equilibrando el trabajo en acortamiento del pectoral izquierdo en relación con el

derecho) que provocan que la cabeza humeral del brazo izquierdo vaya en exceso hacia delante con respecto a la línea de la gravedad. Ya que no tiene por qué ir unida la abducción del brazo con adelantar el hombro.

‣ Tendencia a disminuir o exagerar la curva lumbar por el alejamiento de la flauta del centro de gravedad del músico.

‣ Se consigue con conciencia corporal y trabajo abdominal bien realizado (en caso de duda consultarlo antes con un fisioterapeuta especializado en el tema).

‣ Si la línea bipupilar no se mantiene paralela al suelo, se condiciona también la colocación de la mandíbula, y como anteriormente se ha comentado, la columna vertebral creará una escoliosis (véase capítulo 4). En las imágenes siguientes se muestran dos ejemplos de sujeción del instrumento. En la primera de ellas, la 3-33 muestra un correcto agarre y consiguiente conservación de la horizontalidad de la mirada, caso contrario ocurre con la imagen 3-34.

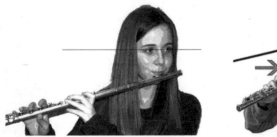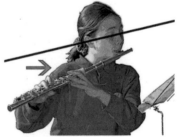

Fig. 3-33. La correcta sujeción permite una alineación bipupilar.
Fig. 3-34. Incorrecta inclinación de la cabeza y del eje bipupilar.

Clarinete

El agarre del instrumento crea los mismos brazos de palanca que se realizan en el oboe.

Es frecuente encontrar a clarinetistas que hacen muchos movimientos expresivos desde el tronco, hay que evitar este movimiento, ya que la expresión se puede encontrar igual sin influir en la columna del aire, principal fuente de calidad del sonido.

 ¿Cómo conseguirlo?

Aplicando el estudio práctico de las páginas 39-45. Es absolutamente necesario mejorar las condiciones estáticas antes de empezar a corregir la postura con ejercicios de higiene postural, ya que hay que mejorar la congruencia en el funcionamiento del tórax y el abdomen, que son los responsables de mantener las presiones óptimas internas y de conservar y rentabilizar la columna del aire.

Cuando los brazos se van sobrecargando por aguantar el propio peso, más el del instrumento por el brazo de palanca que se genera, más la suma del cansancio muscular generado por los movimientos repetitivos, sucede el cuadro general que altera la postura del cuerpo y busca un apoyo dorsal con una retroversión pélvica. Postura que altera las curvas de la columna vertebral y en consecuencia, la columna de aire y las presiones internas.

La zona de contacto entre el instrumento y el clarinete es la boca y la última falange del pulgar derecha mantenida en extensión que causa los mismos desequilibrios que ocasiona en el oboe.

La manera de prevenir lesiones causadas por esta postura es buscar una menos lesiva y cómoda. Encontrar un aplique ergonómico, hay varios en el mercado, o mover directamente el apoyo del pulgar con el instrumento. La finalidad es facilitar el agarre de modo que el peso quede más repartido entre la articulación distal de la mano y la propia mano y mejorar de esta manera la pinza natural (explicada en el agarre fisiológico de la mano en el oboe). En la imagen 3-35 puede observarse un tipo de agarre ergonómico que disminuye el peso que recibe la falange del dedo pulgar.

Esto se hace para no crear un brazo de palanca excesivo en la articulación metacarpofalángica (base del dedo pulgar).

Advertencia

Como en todos los instrumentos de viento, es la embocadura la que va en busca de la boca y no al revés. Una vez colocado el instrumento como si fuéramos a tocar, entonces podemos evaluar la colocación de la mano y la sujeción y hacer los cambios oportunos necesarios con la finalidad de mejorar la postura en general y concretamente evitar una extensión excesiva de la muñeca.

Aunque parezca insignificante los pocos ángulos que se están corrigiendo para evitar los grados de exceso en la extensión de la muñeca son efectivos para prevenir lesiones de sobrecarga en el codo, para ganar velocidad en los dedos disminuyendo el cansancio de mantener la postura mantenida.

En los casos que no sea posible encontrar esta posición neutra de la muñeca, es cuando el factor de riesgo de padecer una lesión aumenta, y debemos estirar más la musculatura del antebrazo y fortalecer la propia

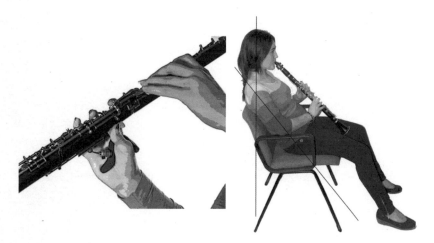

Fig. 3-35. Ejemplo de agarre ergonómico.
Fig. 3-36. Errónea y muy frecuente postura de descanso en el clarinetista.

de la mano. Hacer más paradas durante el tiempo de estudio para no sobrecargar la musculatura ejercitada y solicitada en exceso.

La postura más frecuente a corregir en el clarinetista estudiante es la de la imagen 3-36.

Guitarra

Este instrumento puede causar desviaciones en la columna por dos alteraciones. Por el desequilibrio pélvico que se crea al levantar el pie y también por el desequilibrio en la cintura escapular. Este último ocurre cuando el joven aprendiz mira a menudo la mano izquierda y también cuando se abalanza encima de él y lo abraza en exceso, de manera que no mantiene las curvas fisiológicas de la columna vertebral.

Se aconseja no levantar la pierna con ningún tipo de alza para no crear este tipo de desviaciones (véase imagen 3-38), sobre todo en edades tempranas ni en épocas de crecimiento.

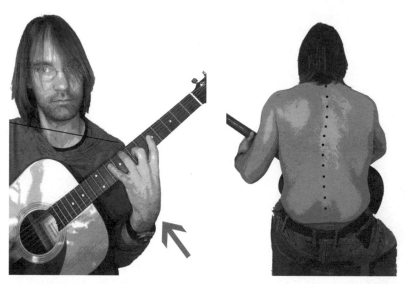

Fig. 3-37. Desequilibrio de los hombros al forzar la flexión de la muñeca izquierda conjuntamente con la abertura de los dedos.
Fig. 3-38. Desviación de la columna vertebral al utilizar el alza en el pie.

Hay aplicaciones ergonómicas que se utilizan para no tener que levantar la pierna, son los llamados «gitanos». Este instrumento crea torsiones en la zona dorsal, sobre todo en niños pequeños que utilizan un instrumento demasiado grande para su tamaño corporal.

En el caso de la guitarra flamenca, el pulgar de la mano derecha, permanece apoyado en extensión mientras los demás rasguean. Esta característica hace que se tenga que aplicar mucha fuerza, la necesaria para la correcta interpretación. Por este motivo todavía es más importante la correcta colocación del brazo desde el hombro. Es posible mantener una postura equilibrada en uno de los instrumentos que se presentan con mayor reto de corrección postural.

La alteración más frecuente es mantener el hombro derecho más elevado que el izquierdo, incluso puede que quede también más adelantado que el resto del torso.

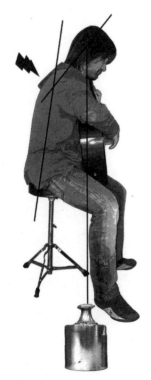

Fig. 3-39. La cabeza anteriorizada sobrecarga las cervicales y los hombros.

Es preciso aprender en este caso la disociación y la reeducación motora de la cintura escapular (véase página 42) al mismo tiempo que se aplica la ergonomía.

Para evitar este tipo de desviaciones y torsiones es necesario hacer un buen ajuste ergonómico, vigilando el tamaño del instrumento en relación con la altura de la silla.

Al tocar sentados es fácil adoptar la postura de *deficiencia postural anterior* y todas las alteraciones que conlleva sobretodo en este caso: sobrecarga de la musculatura del antebrazo. Aunque el brazo derecho reposa encima de la guitarra y parezca que no se requiere esfuerzo si el hombro está anteriorizado respecto a la línea de la gravedad, el esfuerzo va hacia el cuello y el pectoral, sobrecargando las cervicales de forma excesiva.

Las líneas de fuerza indican dónde recae el peso de la cabeza en mayor proporción.

Una de las lesiones más frecuentes es la sobrecarga de la musculatura del antebrazo y pinzamiento del nervio cubital, el que pasa por esta zona. El apoyo de la zona ventral del brazo derecho con el instrumento al dejar caer el peso del brazo sobre la guitarra y atrapar de esta forma al nervio por compresión.

 ¿Cómo conseguirlo?

La higiene de columna (véase capítulo 8) va siempre de la mano de un entrenamiento y de una corrección ergonómica. No es posible mejorar las condiciones flexoras del tronco sin antes haber evaluado si es posible o no realizarlo por las condiciones que presenta el entorno. Como ejemplo, una silla demasiado baja (con frecuencia utilizada en flamenco), en que la pelvis queda por debajo de las rodillas con relación a la horizontal del suelo.

La posición de la muñeca izquierda puede variar con la abertura de los dedos. Hay que evitar estas posturas mantenidas desde la muñeca ya que, cuanta más flexión, más sobrecarga muscular. Hay que valorar qué gestos de los que se realizan en posición extrema de muñeca pueden ser compensados y realizados desde el codo, liberando de esta forma la tensión que recibe constantemente ésta articulación.

Hay que valorar la musculatura más atrofiada y potenciarla. En la musculatura propia de la mano, los músculos intrínsecos ayudan a la estabilidad y a buscar la fuerza desde la propia mano permitiendo una muñeca menos tensa.

Contrabajo

Al ser un instrumento tan voluminoso, tanto en la bipedestación como en estado sedente, hay dificultades en la sujeción. En la adaptación corporal con el instrumento, el contrabajista tiende a bajar el hombro derecho e inclinarse hacia este mismo lado, tanto si se toca con arco como sin él.

En jazz, es frecuente encontrar sobrecarga en alguna de las dos piernas ya sea por repartir de forma irregular el peso del cuerpo o por seguir el ritmo con la articulación del tobillo, sobrecargando el músculo tibial anterior. La sintomatología es dolor en la parte externa de la pierna al terminar la sesión. Un dolor parecido a las agujetas.

El trabajo de reeducación postural debe empezar por integrar la pelvis y las rodillas en el movimiento global del paso del arco, jamás hay que dejar las piernas rígidas. Aprender a desbloquear las rodillas, asegurarnos de que al mover el arco, las rodillas no están en hiperextesión, bloqueadas hacia atrás (véase imagen 3-40).

De esta forma se garantiza que el peso del cuerpo no esta en la zona lumbar y en consecuencia, a partir de aquí se puede reeducar el movimiento del brazo derecho con la continuidad de todo el tronco, originándose el movimiento desde la cadera y no desde la zona dorsal.

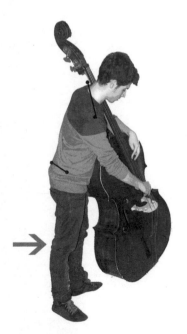

Hay que diferenciar el movimiento incorrecto que se realiza al provocar una torsión de la columna añadiendo la flexión del tronco desde la zona dorsal comparándola con la correcta inclinación del tronco desde la pelvis.

 ¿Cómo conseguirlo?

El ejercicio para integrar este movimiento debe pasar por las siguientes fases, en bipedestación.

Primer paso: sujeción del instrumento de la manera que resulte más cómoda al músico, si hace falta ya se harán cambios más adelante.

Segundo paso: colocación de la cintura escapular (véase apartado de reeducación de la cintura escapular del capítulo 5). Se insiste en

Fig. 3-40. Las rodillas permanecen en excesiva hiperextensión, bloqueando la zona lumbar.

aprender una correcta pasada del arco sin que ello implique la torsión del tronco. Véase la figura 3-7.

Tercer paso: una vez integrado el movimiento del paso del arco sin torsión dorsal, se integra con el instrumento y se da protagonismo a las rodillas. Deben estar en semiflexión (ni muy rígidas hacia atrás ni dobladas). Al subir el arco se realiza al mismo tiempo la aducción del brazo y una flexión más exagerada de la rodilla derecha que la rodilla izquierda. La cintura escapular y la pélvica se orientan hacia la misma dirección de movimiento guiadas por la flexión de las rodillas que así lo permite.

Se aprende a hacer el movimiento realizando el paso del arco desde la exageración de esta flexión y una vez integrado el movimiento se reduce la exageración hasta encontrar el punto ideal en el que el músico se encuentra cómodo, donde la columna vertebral se mantiene en posición neutra y no se mueve ni hacia delante ni hacia atrás. Es cuando la flexión se origina en la zona inguinal y no en la lumbar o la dorsal.

Cuando se estudia en sedestación pueden surgir signos muy parecidos a las alteraciones pélvicas que aparecían en el guitarrista al utilizar el alza para el pie.

 ¿Cómo conseguirlo?

Primer paso de la práctica sin el instrumento. Se colocan los pies en un buen apoyo y una buena base de sustentación que mantengan el peso de las piernas. Hay que conseguir que la planta del pie quede totalmente apoyada. Puede colocarse un apoyo especial en el taburete diseñado especialmente para esto o buscar la altura adecuada del mismo.

Segundo paso: las tuberosidades isquiáticas (zona de apoyo de la pelvis) han de constituir el motor del movimiento de la flexión anterior del tronco. La flexión del tronco no parte del mismo.

Tercer paso: mover el brazo según disociación del ejercicio de la página 42.

Cuarto paso: se integran los dos últimos movimientos aprendidos a la vez, ahora ya con el instrumento.

Poco a poco, con la práctica, desaparece la rigidez. Este ejercicio se debe realizar varias veces antes de tocar, hasta que se ha integrado por completo.

Observar finalmente si en la vista posterior persiste la tendencia de bajar el hombro derecho. Desde esta vista también se puede detectar la tendencia a la escoliosis de la columna vertebral, sobre todo cuando el brazo derecho llega al final del movimiento del arco y se aduce por completo. Si persiste, hay que trabajar de nuevo con la higiene postural y dedicar unos minutos al día a integrar bien el movimiento correcto.

Violín y viola

El violín es más pequeño que la viola y las cuerdas de este último son más gruesas, están más separadas y más altas, por lo que se hace más exigente su práctica. Hay que realizar más fuerza en la mano y más recorrido con el brazo derecho para mover el arco. Más peso en ambos hombros y el mismo riesgo de padecer patología en las articulaciones temporomandibulares (ATMs). Son las articulaciones de la mandíbula (véase capítulo 4).

En una vista global del instrumentista se puede observar los mismos desequilibrios que se han comentado cuando se ha descrito el trombón, por ser un peso añadido encima del cuerpo del instrumentista que, al fin y al cabo, busca compensaciones. Aunque la respuesta compensatoria del cuerpo del músico no suele ser tan exagerada, ya que el desplazamiento del peso del instrumento hacia delante en comparación hacia un solo lado puede provocar como respuesta automática un desplazamiento de la pelvis proporcional al peso y longitud del instrumento, por lo tanto, en el trombón será más parecido al desplazamiento que podemos encontrar en la viola y menos en el violín.

Hay técnicas que ya incitan a contrarrestar este desequilibrio pélvico pidiendo que la punta del pie izquierdo y el mástil del violín apunten hacia la misma dirección, avanzando de esta forma más el pie izquierdo que el derecho.

Este desplazamiento se produce todavía más en los niños que tienen la dificultad de coger el instrumento hacia un lado y se lo colocan delante. Con más frecuencia de la deseada el niño adopta la «antipostura», colocando el instrumento delante de él, con el antebrazo izquierdo casi tocando su tronco.

Es una señal de *síndrome de deficiencia postural*. No solo falta fuerza en la musculatura de la columna vertebral, sino que, además, la flexión exagerada de la zona cervical que se ha provocado para ir a buscar el instrumento conjuntamente con la pelvis descentrada de la línea de la gravedad impide que llegue el peso a los pies.

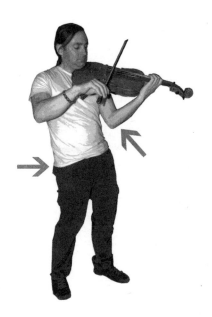

 ¿Cómo solucionarlo?

El buen trabajo de reeducación motora y técnica del profesor en estos casos no es suficiente. En clase, el profesor puede facilitar el

Fig. 3-41. Ejemplo de antipostura.

trabajo de aprendizaje técnico permitiendo que el instrumento tenga un punto de apoyo donde descargar el peso, al mismo tiempo que la columna vertebral del niño permanece cerca de la pared. La pared sirve de punto de apoyo en los momentos de descanso y de estímulo externo y como referencia a su buena o mala colocación en el espacio.

Este alumno deberá estar bien diagnosticado por un profesional posturólogo para poder detectar de dónde procede su incapacidad para enderezar el tronco. Son niños que acostumbran a tener un dolor constante en la espalda al mismo tiempo que les cuesta mucho adoptar una postura estática, sea la que sea. Por lo tanto, no solo les cuesta sujetar el instrumento, les cuesta también estar sentados en clase, a la hora de comer, etc. Es importante preguntar a los padres y observar estos comportamientos ya que como seguramente lo habrán vivido siempre, no saben identificar bien qué significa no estar cómodos en una postura.

El tratamiento es vario. Puede consistir en utilizar estímulos sensoriales en la planta del pie, como plantillas posturales o un trabajo visual, o de reeducación funcional, etc., dependiendo de cuál haya sido la causa y el origen. Este es uno de los casos en que el profesor debe derivar el alumno a un profesional posturólogo. Ya que el ejemplo de no poder colocar correctamente el instrumento por muchas instrucciones técnicas que el profesor haya propuesto en la clase es señal de alarma. La postura está siendo alterada por un factor que poco a poco influirá más en su día a día, entorpeciendo actividades tan habituales como la lectura o cualquier otra actividad motriz.

El brazo izquierdo permanece en rotación externa y el brazo derecho en rotación interna. El antebrazo izquierdo está en máxima supinación, la palma mira al techo, mientras que el derecho al contrario, en pronación.

Sólo con estas características posturales ya se debe hacer un trabajo asimétrico de entrenamiento en el que se garantice el mantenimiento del mismo grado de amplitud articular, flexibilidad y potenciación muscular en ambos brazos.

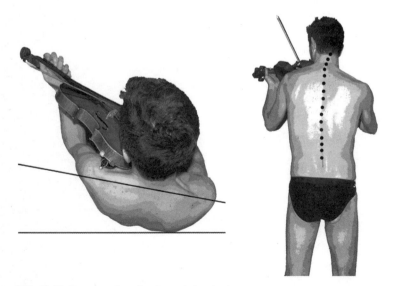

Fig. 3-42. Hombro izquierdo adelantado.
Fig. 3-43. Torsión de columna por efecto de adelantar y/o elevar el hombro izquierdo.

De la observación de la postura se concluye además de lo dicho anteriormente, que al apoyar el instrumento en el hombro izquierdo puede elevarse por querer aguantar mejor el peso del instrumento y por lo tanto, queda una contracción constante del trapecio superior izquierdo.

Otra alteración postural es cuando se produce una lateralización de la cabeza de la zona cervical del mismo lado. Y una última compensación y no menos importante es que el hombro derecho se coloca hacia delante, descentrado de la correcta alineación de la cintura escapular. Se hace de forma inconsciente, para buscar una base de sustentación más grande entre el cuerpo del instrumento y el músico.

No se debe levantar el hombro ni inclinar la cabeza cuando se toca el violín. Hay que girar y flexionar. Levantar el hombro produce sobrecarga muscular e inestabilidad motora de la cintura escapular.

Ladear la cabeza provoca la desviación de la línea bipupilar, lo que a su vez produce una alteración en el sistema visual (véase página 55).

El rendimiento del músculo, la resistencia y la fuerza van a estar directamente relacionados con esta corrección postural para encontrar las condiciones óptimas interpretativas.

Este cambio inmediato en la postura no es siempre indicado ni posible de forma inmediata, hay que dejar un tiempo de acomodación.

Será decisión del intérprete el seguir manteniendo una postura forzada o no. A menudo ocurre que la compensación generada por el cambio postural es tan grande y tan prolongada en el tiempo que resulta muy costoso cambiar, aunque el resultado final ofrece un cambio espectacular que vale mucho la pena conseguir ya que se gana comodidad y fluidez en el movimiento.

¿Cómo conseguirlo?

En estos casos se puede ofrecer una solución intermedia en la que se puede corregir ergonómicamente la postura para mejorar ligeramente la biomecánica y dar más importancia al mantenimiento de la musculatura.

Si los cambios son sutiles y van acompañados de una buena terapia manual por parte del fisioterapeuta y un entrenamiento adecuado, podemos obtener grandes beneficios en un corto período de tiempo. Se podrá realizar la jornada de estudio sin cansarse tanto y en ese mismo tiempo tocar con mejor sensación y calidad.

 Atención a los niños

En la corrección postural nos podemos encontrar fácilmente, sobre todo en niños, una extensión de la muñeca izquierda por hiperlaxitud articular o por falta de fuerza. Lo correcto es que el movimiento nazca en el codo para articular con suficiente amplitud toda la pronación y supinación que se necesita para llegar a las cuerdas agudas y graves con velocidad. Si se compensa con el movimiento de flexo-extensión de la muñeca antes de hacer la supinación del antebrazo es porque falta amplitud en la rotación externa del húmero y disociación propioceptiva. Se puede resumir esta palabra en este contexto como la sensibilidad, velocidad y la coordinación de los movimientos y sensaciones internas del brazo, antebrazo y mano.

En estos momentos es cuando se precisa un trabajo manual. Hay que estirar los músculos que provocan la rotación interna

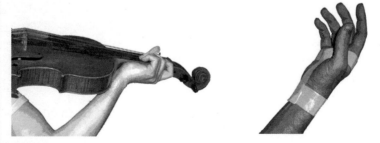

Fig. 3-44. Hiperextensión errónea de la muñeca izquierda.
Fig. 3-45. «Tape» corrector limitador de la extensión.

del brazo y limitan a su vez la supinación del antebrazo y diferenciar el movimiento del brazo (húmero) del antebrazo (pronación y supinación) —véase apartado de reeducación de la cintura escapular del capítulo 5—. Existen ayudas ergonómicas también para sujetar la muñeca en la posición correcta (véase en la fotografía 3.45, la aplicación de un tape, un tipo de esparadrapo fuerte que limita la extensión de la muñeca y ayuda al niño a incorporar rápidamente la correcta posición).

Cuando el pulgar de la mano izquierda está en extensión de forma constante, el tono muscular de la mano aumenta y hay más riesgo de padecer lesiones por sobrecarga en la musculatura extensora del antebrazo.

La estabilidad que de forma inconsciente se busca de la mano al realizar este gesto con el dedo pulgar se ha de contrarrestar con un equilibrio de la musculatura global de la mano. En este caso el peso que recibe es relativo ya que no es una postura fija y constante.

Saxofón

El saxo y el fagot tienen una misma postura asimétrica generadora de escoliosis que se asemeja a la posición de la flauta travesera. Esto ocurre por el tamaño del instrumento. Cuanto más grande es el saxofón, más fácil es hacer la torsión del tronco. Provoca en el brazo izquierdo una posición bastante neutra aunque el saxo sea muy grande. Es el brazo derecho el que puede ocasionar más problemas a la hora de la reeducación postural.

El hombro derecho tiene la tendencia a adelantar la parte proximal del hueso del brazo, el húmero, en la medida proporcional que el codo flexionado se mueve hacia atrás.

La medida del instrumento en este caso sí que afecta ya que la colocación será más centrada o menos dependiendo de si el instrumento puede colocarse, por espacio, delante o en el lado derecho del cuerpo del instrumentista sin que esto le entorpezca a la movilidad del tronco ni las piernas.

¿Cómo conseguirlo?

La reeducación del saxofonista consiste en llevar el movimiento a la cintura pélvica. Un trabajo que ayuda mucho es la práctica del tai-chi. Esta técnica también es aconsejable que la realicen todos los instrumentistas que por la colocación del instrumento tengan la posibilidad de torsionar el tronco, como es el caso del contrabajista.

Es posible encontrar un mejor anclaje del brazo a través del omoplato. Para tener más fuerza y precisión en la mano y más presión ventilatoria diafragmática, no se ha de involucrar en el movimiento la anteriorización del hombro ni al empezar ni al terminar de mover el brazo derecho.

Es importante que no se adelante la cabeza del húmero a no ser que sea absolutamente necesario, ya que cada vez que se adelanta, interviene el trapecio de forma automática, al igual que los pectorales y escalenos del lado derecho (véase imagen 3-4.). El objetivo del trabajo de reeducación postural es aprender a realizar el movimiento de mover hacia atrás el brazo derecho con la flexión de codo necesaria y correspondiente a la cómoda sujeción del instrumento, sin que intervenga el movimiento de la cabeza humeral de forma constante.

Coger el instrumento de forma estática con el trapecio derecho levantado constantemente conlleva:

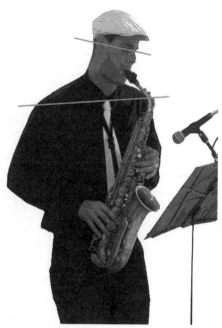

Fig. 3-46. Desviación de la línea bipupilar y la cintura escapular.

Un esfuerzo constante de la musculatura del trapecio. Mejor utilizar un arnés que coja la zona dorsal, si resulta incómodo probablemente es porque está demasiado apretado y cerca del cuerpo. Ha de permitir la expresividad.

Un estímulo permanente de activación de la respiración superior, lo que a su vez conlleva a infrautilizar la total capacidad de ventilación y expansión del diafragma.

En el caso de necesitar una espiración forzada o unos cambios rápidos en los ritmos de respiración, si los escalenos, los músculos de la respiración superficial que elevan las costillas, están en contracción permanente, por la constante respiración superior y una posición estática del esternón, pueden generar lesiones en las estructuras nerviosas de la zona.

 ¿Cómo conseguirlo?

Con un trabajo abdominal óptimo y equilibrado más un trabajo de conciencia postural y entrenamiento que alargue la musculatura más afectada por acortamiento. Al mismo tiempo se pueden realizar ejercicios de coordinación de la respiración más los de higiene postural.

Situado en el borde de una pared, con el tronco completamente apoyado y los pies un poco separados se colocan dos pelotas de goma blandas entre la zona superior de la escápula y la pared.

Se trata de respirar y colocar los brazos como si se estuviera tocando el instrumento sin que las pelotas se caigan. Es más, se debe hacer un trabajo constante de fuerza con la respiración hacia atrás para que queden bien sujetas y apoyadas en la pared. No hay que aplastarlas en exceso, sencillamente notar por la presión que están ahí. Esto impedirá que la cabeza humeral se mueva hacia delante.

Una vez realizadas unas 15 ventilaciones se sujeta de nuevo el instrumento y se estudia la postura intentando conservar la sensación de tener las pelotas blandas de goma todavía detrás de la columna vertebral.

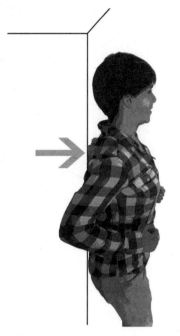

Después de estudiar 20 minutos se aconseja hacer una parada y volver a realizar otras 15 respiraciones más, al igual que al final de la sesión de estudio. De esta manera se va integrando la correcta alineación de la cintura escapular con la pélvica al mismo tiempo que se favorece al alargamiento de los músculos que realizan el trabajo intenso. Véase la figura 3-47.

Fagot

Hay que vigilar la postura final que adopta el brazo derecho controlándola desde el hombro. Se deben mantener las cinturas escapulares lo más simétricas posible a las pélvicas, de lo contrario se produce una rotación del tronco al igual que en el saxo.

Fig. 3-47. Ejercicio de presión de dos pelotas pequeñas contra el borde de una pared.

El fagot es un instrumento que puede tener una ayuda ergonómica (un tipo de *pica* como el violonchelo) que se puede ajustar para no tener que soportar tanto peso en la espalda. Muy recomendable para los niños que empiezan a tocar el instrumento.

El uso de esta aplicación ergonómica no es nada habitual aunque en épocas de estudio intenso y en los inicios con el instrumento da muchos beneficios.

El oboe y el fagot requieren gran precisión y fuerza en la embocadura. A mayor dureza de la boquilla mayor presión en la parte interna de los labios que están en contacto con los dientes.

La presión en los bronquios es altísima en los pasajes largos. Para evitar lesiones se propone los siguientes ejercicios.

¿Cómo conseguirlo?

El ejercicio indicado para mejorar las altas presiones bronquiales es mantener una caja torácica fuerte y flexible. Además, hay que trabajar progresivamente la tolerancia a las presiones ejercitando los pulmones con ejercicios como: inflar globos y mantener el globo inflado, soplar en cañas de beber y hacer burbujas en un vaso de agua, mantener el soplido mientras se intenta apagar una vela, o mantener en velocidad constante las aspas de un molinillo de papel. Todos estos ejercicios hay que realizarlos manteniendo el tórax abierto. Es aconsejable antes de realizarlos practicar el ejercicio de la imagen 3-47. El niño puede jugar con estos ejercicios al mismo tiempo que se está ejercitando su caja torácica.

Piano

Este instrumento requiere un buen equilibrio de la musculatura del tronco a la vez que se necesita un trabajo de conciencia corporal de lateralización.

Tanto la estabilidad del tronco como el equilibrio vienen dados por el trabajo de corrección simultánea ergonómica en la banqueta. Véase en la imagen 3-48 la forma correcta de realizarlo al lado derecho y la incorrecta al lado izquierdo.

Para ganar estabilidad y velocidad en los cambios que se exige pasar de la parte grave a la aguda o al revés en un cortísimo periodo de tiempo es preferible buscar la inclinación desde la zona pélvica y el buen apoyo de los pies, aumentando si hace falta la apertura de las piernas para conseguir antes el propósito. Es decir, que en los saltos de los brazos en los que se requiere pasar rápido grandes distancias, para no desestabilizar el tronco al inclinarse hacia el lado derecho, se busca con la pierna contraria la compensación necesaria para encontrar más estabilidad del tronco, alargando en el mismo instante que se precisa de la intervención del brazo, la pierna en abducción opuesta al movimiento del mismo.

En épocas de crecimiento, cuando a los adolescentes les cuesta erguir la columna, hay que valorar la posibilidad de colocar un apoyo posterior, el respaldo. Aunque en las banquetas de piano no se suele

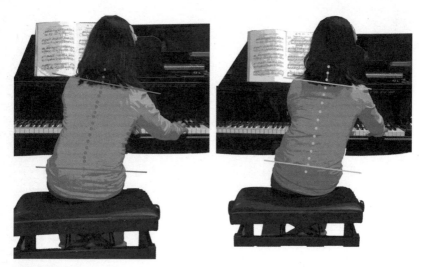

Fig. 3-48. Inclinación lateral sin y con intervención de la pelvis.

poner, es preferible en estas ocasiones utilizarlo por los beneficios que se obtienen a corto y largo plazo. En el momento en que el niño pueda ya colocarse sin apoyo es cuando se retira. Es beneficioso utilizar este apoyo posterior en los momentos de explicación teórica como herramienta de relajación muscular e ir intercalando los momentos de trabajo muscular con los de descanso sin perder la postura adecuada.

Es indispensable el apoyo completo de los pies en el suelo. Existen unos cajones adaptados para que el niño o el adolescente puedan llegar perfectamente a pisar los pedales sin tener que renunciar a una buena colocación de su espalda.

Se presta especial atención a la relación de la altura entre los codos y las muñecas. El profesor ya habrá tenido en cuenta estas correcciones posturales, puesto que, para transmitir el peso correcto a la mano hay que liberar el codo y el hombro. Lo que sucede con frecuencia es que a medida que va transcurriendo la clase, el alumno va perdiendo la postura y se va encorvando más y más encima del teclado. Esto implica que el ángulo del codo también se modifique y sea cada vez menor y al final de la clase el codo ya está en un ángulo cerrado e incorrecto. El peso y fuerza del brazo para que llegue a la mano será más complicado de transmitirse, hecho que hará cambiar la mecánica de acción de los músculos sobrecargando el bíceps y antebrazo principalmente.

 ¿Cómo conseguirlo?

Cuando nos encontramos a una persona con dificultades importantes en la cadera anterior —acortamiento de la musculatura anterior del cuerpo— el ángulo coxo-femoral, el que se forma entre el tronco y las piernas, deberá estar más abierto de lo habitual para que se pueda mantener la columna alineada con relación a la línea de la gravead y llegue el peso a los pies. El apoyo lumbar o sacro deberá ser algo imprescindible. Un apoyo en un momento determinado del crecimiento es el estímulo imprescindible para integrar una postura y ayudar a ese joven intérprete a prestar más atención en clase y aprovechar más las horas de estudio.

En cuanto haya pasado la etapa crítica de crecimiento y con la ayuda del fisioterapeuta para guiar en los ejercicios de estiramiento y potenciación, el tronco ya habrá cogido fuerza poco a poco y la estabilidad pélvica llegará de la mano de la maduración física general.

El trabajo concreto de la mano en el paso del pulgar: al pasar el dedo pulgar por debajo de los cuatro dedos de la mano no se debe producir ninguna desviación cubital (de la parte externa) en la muñeca. Sólo en los extremos del teclado está permitido y, aún así, hay que valorar si la desviación de la muñeca es consecuencia de no haber corregido la postura general del cuerpo, desplazando hacia el lado solicitado, levantando el glúteo contralateral.

Aunque no es una alteración de la postura que no tiene necesariamente que alterar el sistema postural, sí es una de las causas más influyentes de lesión en la muñeca y el codo.

El músico no debe asociar este paso del pulgar con la desviación, esto indica que está realizando el movimiento de muñeca y que ha cogido un mal hábito ya que este movimiento ha de poder realizarse con el pulgar.

¿Cómo conseguirlo?

Para mejorar este movimiento, el trabajo deberá enseñarse fuera del teclado en un primer tramo, para más tarde practicar encima de él.

Los ejercicios lejos del teclado van a ir enfocados a ganar movilidad en el dedo pulgar. Descartando que no haya un problema muscular, articular o ligamentoso o alguna lesión pasada que impida hacer el ejercicio, nos centraremos en apoyar la mano encima de un papel, con cuatro puntos marcados, para señalar en qué punto debe ir la yema de cada uno de los cuatro dedos, y una línea paralela a la hoja de papel a la altura de las metacarpofalángicas (las articulaciones de los nudillos).

A partir de ahí, sin mover ninguno de los cuatro dedos, y con la mano en la misma postura como si se estuviera interpretando, el pulgar se irá desplazando por debajo de los mismos manteniendo en todo momento el paralelismo de las metacarpofalangicas con la línea trazada en la hoja de papel.

El objetivo es llegar a mover el dedo pulgar manteniendo las metacarpofalángicas paralelas al borde del teclado, sin desviación ninguna de la muñeca. El primer dedo tiene que tener la amplitud articular y la flexibilidad muscular suficiente en todas sus articulaciones y músculos

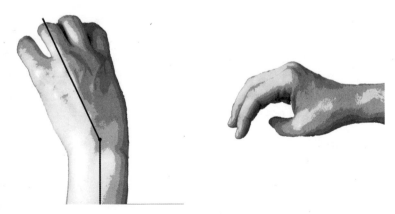

Fig. 3-49. Desviación de la muñeca en el paso del pulgar.
Fig. 3-50. Paso del pulgar sin desviación.

para poder hacer todo el recorrido que se solicita en la técnica del paso del pulgar sin que intervenga la lateralización de la muñeca.

Órgano

El órgano es un instrumento que requiere mucha conciencia corporal en sedestación, un correcto movimiento desde la zona pélvica para realizar la flexión del tronco para el acercamiento al teclado y para realizar la transmisión de la fuerza y la movilidad sin riesgo de lesión en los momentos expresivos. Es necesario un buen tono abdominal y lumbar. Por las características de la técnica se requiere un buen trabajo de los miembros inferiores y superiores a la vez. Se recomienda que progresivamente se vaya ganando fuerza muscular en toda la espalda.

 ¿Cómo conseguirlo?

De forma paralela al trabajo de la conciencia corporal que tiene como objetivo el integrar de forma independiente los movimientos de la cintura escapular con la pélvica sin alterar la verticalidad de la columna vertebral, hay que realizar un trabajo de tonificación de la misma columna, glúteos medios y abdominales.

Este trabajo debe estar supervisado por un especialista que parta de la base del tono muscular, la capacidad de rendimiento, la estabilidad, la coordinación de los movimientos y la fuerza del rendimiento en bipedestación y en sedestación, ya que el trabajo muscular cambia enormemente y hay que incidir en ambas posiciones.

Con todo ello se confecciona una tabla de ejercicios que atienden a las necesidades mecánicas y estáticas del músico para mejorar su coordinación motora y la estabilidad con el instrumento.

Percusión

Hay mucha variedad de instrumentos de percusión de la misma forma que hay diferentes posturas para tocar. En bipedestación y en sedestación hay que aplicar una biomecánica clara y con la higiene postural bien trabajada desde el principio de los años de estudio.

En las interpretaciones en marcha, por ejemplo en las bandas de música, el intérprete tiene la característica de la dinámica constante de la cintura escapular y pélvica, que según el tamaño, volumen y peso del instrumento puede ver alterada esta disociación fisiológica. Por ejemplo, el bombo. En este caso hay que potenciar desde el primer momento y ganar mucha fuerza muscular en la columna para soportar este transporte.

En el trabajo postural y de conciencia corporal hay que integrar este concepto motor y añadir la dificultad de la fuerza que hay que ejercer, sobre todo en los timbales, los platillos, el pandero, los bongos y las congas.

En otros tipos de instrumento donde es necesario una fuerza extra de la mano, por ejemplo, al sostener las baquetas en los timbales (hasta cuatro baquetas en la marimba), o la mano izquierda al tocar el pandero, etc. Estas características diferenciales en la técnica de sujeción o la misma técnica de impacto con el instrumento hay que valorarlas de forma individual.

En el caso de la batería es indispensable aprender a rotar la pelvis en los movimientos cortos mientras se movilizan los brazos para evitar las lesivas torsiones de tronco. Y al bajar los brazos con fuerza para dar el golpe es importante inclinarse desde la zona pélvica, para poder realizar la fuerza implicando la musculatura abdominal. La tendencia como en muchos instrumentos sin apoyo en el respaldo es a caerse hacia delante con el tronco superior, adquiriendo la deficiencia postural de la cadena anterior.

En los platillos, el trabajo de los brazos es bárbaro y es necesario para su correcto movimiento sin tensiones añadidas de una tonificación extra en la musculatura media de la columna y brazos. De no ser así, se utiliza en exceso la elevación de los hombros. La práctica diaria del ejercicio de la página 42 es básica.

En los instrumentos en los cuales se ejerce una fuerza asimétrica con una mano frente a la otra, es evidente que con el paso del tiempo esta fuerza desequilibrada puede acabar alterando la mecánica de las articulaciones superiores. Por lo tanto, hay que trabajar fuera del instrumento para equilibrar estas fuerzas al mismo tiempo que se le dedica más atención en relajar y estirar las zonas más trabajadas que la técnica ya requiere.

¿Cómo conseguirlo?

La posición del tronco se practica como en los casos anteriores. El trabajo de la mano varía en función del tipo de instrumento. La sujeción de las baquetas es distinta según la técnica y el instrumento. Por lo tanto, se toma como premisa general la posición neutra (cuando la muñeca tiene una continuidad con el antebrazo y parece como si no hubiera articulación). Es la postura que respeta los ángulos de movimiento y las líneas de fuerza. En este caso, todas las técnicas que se alejen de esta postura requieren un trabajo específico de entrenamiento en la misma mano.

Como trabajo de la mano de forma general destacamos este ejercicio: con la postura que se ilustra en la imagen 3-51, abrir los dedos y aguantar cinco segundos, descansar diez. Repetir 5 veces.

La fuerza de agarre de la mano debe ser proporcional con el aumento de tono del antebrazo ya que si no se ha trabajado antes esta disociación, al aumentar la fuerza de cierre con los dedos automáticamente

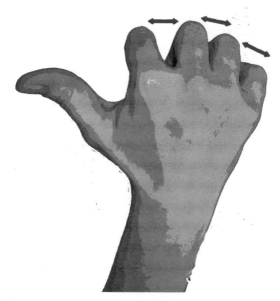

Fig. 3-51. Ejercicio para potenciar la musculatura de la mano.

aumenta en desmesura el tono del antebrazo. Es cuando aparecen con más frecuencia de lo habitual los problemas de sobrecarga en la zona del codo.

Se trata de encontrar la medida en la que se pueda ejercer la fuerza necesaria con el brazo al mismo tiempo que con la mano y en el momento de dejar de ejecutar la acción, el tono tarde muy poco en bajar. Es cuando se mantiene en contracción con un aumento constante cuando se sobrecarga. Las temidas tendinitis se generan a partir de estas sobrecargas, al no respetar el tiempo de recuperación del músculo y por este motivo se generan pequeñas roturas fibrilares del tejido muscular. Cuando hay dolor o sobrecarga o no se ha respetado el tiempo de recuperación del músculo, la velocidad de contracción que permite agilidad en la mano y dedos es más lenta y fatigosa, lo que se traduce en una pérdida de brillantez interpretativa.

La justa medida está en encontrar un buen tono muscular de agarre y de movimiento de todo el brazo, de la correcta postura con todo el cuerpo: pies, rodillas, zona lumbar y columna bien alineados y una buena higiene postural que haga partir el movimiento desde la pelvis.

De esta forma la fuerza se optimiza y el esfuerzo final es menor, ganando calidad sonora, el sonido es más limpio.

Director de orquesta

El trabajo del director de orquesta es explosivo. Así se denomina al tipo de fuerza muscular que se realiza al mover los brazos con intensidad y dejar ese pequeño impulso claro y económico justo antes o casi al mismo tiempo del golpe. La expresividad y la resistencia del gesto artístico están íntimamente ligadas al trabajo aeróbico y anaeróbico del músico.

Por lo tanto, para poder llegar a combinar los arranques de movimiento bruscos con los lentos al mismo tiempo que se prolonga en el tiempo, es básica la combinación de la higiene postural con el entrenamiento corporal.

¿Cómo conseguirlo?

Con un trabajo intenso de rendimiento cardiovascular. El cuerpo debe estar entrenado para poder aguantar la resistencia que supone realizar obras largas (de dos a cuatro horas de reparto) intercalando momentos de piano y de fortísimo. Con todo ello, es indispensable la correcta elevación de los brazos, dejando la escápula más estable, sin hacer partícipe constantemente la musculatura superior del hombro: la del trapecio superior.

Hay diferentes estilos de dirección, siendo los más expresivos los más importantes a corregir ya que el factor de riesgo de padecer una lesión es muy elevado. El riesgo de lesionarse es directamente proporcional a la intensidad y repetición del gesto motor incorrecto. No se trata de quitar expresión al movimiento, sencillamente de objetivar este acto motor y expresar lo mismo sin alterar la biomecánica de la columna vertebral.

Si estos movimientos causantes de incrementar exponencialmente el factor de riesgo de padecer una lesión se realizan de forma constante y permanente no son corregidos en un inicio del estudio, a medida que van pasando los años profesionales de trabajo intenso, el riesgo lesivo es mayor.

Hay que valorar el cuerpo del director en globalidad y observar con detenimiento si durante la agilidad motora de la extremidad superior, las rodillas permanecen bloqueadas hacia atrás y están siempre en una semiflexión o solo se desbloquean en momentos muy precisos.

La opción correcta es la que permite llegar con distribución el peso de todo el cuerpo del músico a los pies. Las rodillas siempre deben estar colocadas de tal forma que la articulación no quede bloqueada, con la intención de querer que las rodillas se flexionen es suficiente. Se dice intención por expresar que los grados de movimiento hacia la flexión han de ser los mínimos sin sobrecargar la musculatura de la pierna en esta posición estática. Aunque, si se debe cargar algo en esta posición es preferible notar la carga en el sóleo (músculo localizado detrás de los gemelos, al final de la extremidad inferior) y parte más superior y anterior de la pierna.

Si en el transcurso de la expresividad queda una parte del cuerpo en tensión, con frecuencia ocurre en la zona escapular alta, el movimiento expresivo final no es el mismo. Esto se debe a que se precisa más energía muscular para poder mantenerse en esa posición y al mismo tiempo se van acortando los músculos ejercitados, los que mantienen la postura mantenida. Los mismos que favorecen a una determinada postura global en cierre de todo el cuerpo y que van aumentando con el paso de los meses, si no hay un trabajo paralelo de reeducación postural para evitar y corregir que esta actitud postural se agrave.

La solución ergonómica es poco factible ya que la partitura ha de estar baja para que todos los miembros de la orquesta puedan ver al director. Lo que sí se puede trabajar es la higiene postural, el movimiento correcto sin bloquear zonas de carga, sobre todo la zona lumbar en los movimientos de flexo-extensión del tronco (véase capítulo 8).

Una de las características a mejorar del director de orquesta es la flexibilidad de enfoque y la visión periférica ya que debe agudizar la mirada y ser muy rápido en el enfoque para ver las notas musicales al mismo tiempo que se debe dirigir a un grupo muy amplio de músicos. Este trabajo se mejora con la ayuda del optometrista, que es el profesional dedicado a este tema.

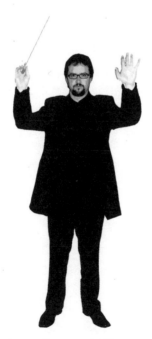

Fig. 3-52. Brazos de prolongada suspensión.

Cantante

Como el director de orquesta, el cantante trabaja exclusivamente con su cuerpo. Del estado global de salud y, evidentemente de la postura que adopta, depende directamente el rendimiento de su aparato fonador.

Las alteraciones posturales más corrientes en el cantante son las derivadas de la falta de alineación de la línea de gravedad. Pueden observarse en la vista lateral del sujeto.

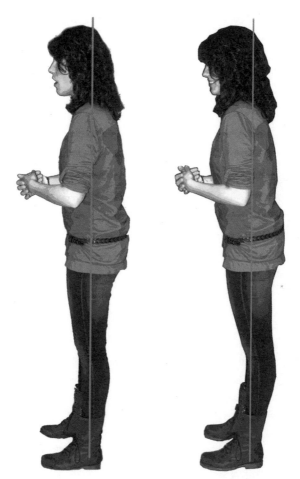

Fig. 3-53. La línea de gravedad cambia del momento interpretativo al de reposo.

Y las alteraciones en vista anterior son el cierre del pecho o las subidas de los hombros más vistas en los momentos expresivos.

En la mayoría de las ocasiones, la cabeza se desplaza hacia delante, aunque esto es más frecuente en mujeres jóvenes o en varones y adultos en rectificación cervical —perder la curvatura superior de la columna vertebral y que permanezca más recta de lo apropiado fisiológicamente—.

Esta última tendencia postural va muy ligada a la respiración superior ya que, al realizar la rectificación del «doble mentón», favorece que el esternón suba e incita a que permanezca más horizontal respecto al suelo, fijando esta postura y permitiendo un «falso apoyo respiratorio».

La respiración superior es la que ayuda a contraer la musculatura del cuello y las cervicales. Una acción que oprime la salida del aire y tensa la zona de la nuca en extremo. Por lo tanto, hay que obviarla a toda costa.

Cuando se busca querer apoyar más el aire en la zona anterior y superior (en el pecho), también se busca esta rectificación. Sin saber a lo mejor con qué finalidad inicial se ha realizado, la modificación postural es evidente y es necesario corregirla. Notar «el apoyo» significa sentir la sensación interna que se genera de la resultante de las tres presiones, la torácica, la abdominal y la pélvica.

Otra alteración postural que afecta más a la mecánica de la ventilación y más frecuentemente a los hombres jóvenes que a las mujeres es la respiración más superficial. Se ha comprobado, tal y como se afirma en el libro *Interpretación musical y postura corporal*, que es una manera de demostrar fortaleza, autoridad y superioridad. Y que va en contra totalmente de la correcta respiración, la necesaria para un control diafragmático y expansión pulmonar.

Existen vicios posturales. En los hombres es frecuente levantar un talón del suelo en los agudos o notas largas, así como anclar con una actitud postural que por mala praxis o movimientos repetitivos acaba siendo siempre la misma. Por ejemplo, cuando se dobla más una pierna y la otra queda en extensión completa. Esta actitud, aparte de no facilitar un cuerpo libre y bien aposentado en los pies, entorpece la naturalidad de la interpretación del cantante-actor. Estas acciones no facilitan la naturalidad con la que debe transmitir el músico su facilidad de pasar cómodamente de hablar a cantar (es el caso frecuente en el que se encuentran los cantantes de musicales o zarzuela). La carencia general del cantante lírico es la falta de interpretación. Situación que puede mejorar con la conciencia corporal aparte del trabajo teatral en sí, con la presencia escénica como base natural de acción.

Antes de buscar una respiración correcta y centrarse en el paso del aire, la manera y forma dónde va dirigido, es necesario trabajar el cuerpo. Sensitiva y físicamente.

Los bloqueos articulares que pueden ocasionarse en el cantante no son diferentes de los de otro músico, la diferencia radica en que, siendo la respiración más fisiológica en bipedestación, se recomienda siempre trabajar en este estado para prevenir lesiones funcionales de presión interna.

La falsa sensación de poder «apoyar» mejor en sedestación viene dada por la abertura posterior de la columna más el apoyo real que ofrece la musculatura del suelo pélvico y los glúteos. La comodidad en esta postura es directamente proporcional a la falta de propiocepción interna, fuerza y elasticidad de la musculatura intercostal y por esta razón el cantante se ayuda de otras fuerzas musculares que suplen el correcto recorrido y funcionamiento del diafragma.

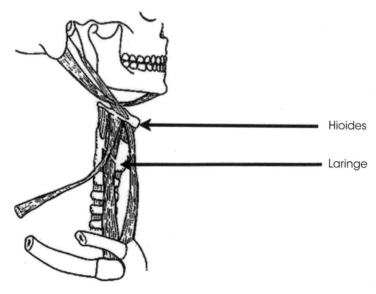

Hioides

Laringe

Fig. 3-54. Situación de la laringe en relación con el hioides.

Uno de los riesgos más importantes que tienen los cantantes es el «apretar». Este término significa realizar más esfuerzo con la musculatura del cuello del necesario, lo que acaba entorpeciendo la salida del aire y se produce un sonido no deseado además de una mala gestión energética.

Las alteraciones del plano anterior, la explicación detallada aparece en el capítulo 4, son las que aparentemente parece que no alteran tanto la postura general del cuerpo aunque, en definitiva la alteran igual o más. La incorrecta oclusión mandibular altera directamente la tensión que recibe el hioides y con ella se altera la mecánica del sistema fonador.

 ## ¿Cómo conseguirlo?

Los profesores que trabajan la conciencia corporal a la vez que se trabaja la técnica en sí, estimulan el aprendizaje de la postura correcta como algo implícito en el mecanismo de ventilación, producción y proyección del sonido. Como el cantante, precisa de capacidad aeróbica pulmonar y cardiaca para poder aguantar los cambios de presión pulmonar, y en la puesta en escena es fundamental mantener una caja torácica grande, ancha, flexible, fuerte y equilibrada muscularmente.

El equilibrio viene dado por los músculos que la forman y es preciso hacer una evaluación de los mismos y flexibilizar, al mismo tiempo que aumentar, la fuerza de aquellos que participan en la inspiración y la espiración forzada.

En un cantante no hay que notar en exceso la respiración superior en la inspiración, sólo en momentos puntuales de expresividad. Eso es gracias a la expansión completa del diafragma (hacia abajo, detrás, hacia los lados y hacia delante). Y también a la flexibilidad de los músculos intercostales (abren el espacio entre las costillas) y a la dilatación de los abdominales, entre otros muchos músculos que intervienen en la respiración.

La restricción, ya sea en forma de contractura o falta de flexibilidad o fuerza de cualquiera de estos músculos (hay muchos más que intervienen en el mecanismo de la respiración, hablamos de los principales y sin hablar de alteraciones posturales que condicionen la biomecánica

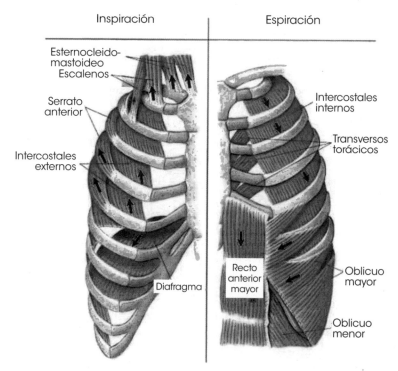

Fig. 3-55. Acciones musculares en la inspiración y la espiración.

de la ventilación) hará cambiar la presión final y, en definitiva, la cantidad de aire y de fuerza que llega a la zona superior del cuello.

Para dominar el esfuerzo muscular y controlar el flujo del aire expulsado hay que tener un equilibrio en toda la musculatura del tronco. Este trabajo es primordial antes de empezar a trabajar directamente con la respiración en sí.

El especialista determinará en qué grupo muscular hay que empezar a trabajar aunque se puede comenzar, sin ningún tipo de contraindicación a menos que cause molestia o dolor, a flexibilizar el tronco con lateralizaciones del mismo. Con una pelota, por ejemplo. El ejercicio consiste en mantener unos minutos esta posición y en la espiración apretar al mismo tiempo la pared con la mano y empujar las costillas hacia la pelota y del lado contralateral.

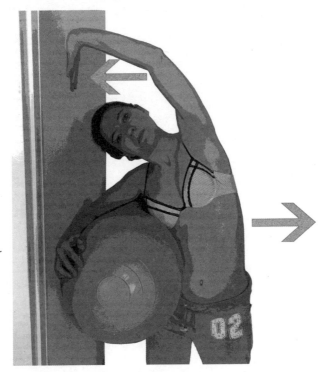

Fig. 3-56. Ejercicio de flexibilización costal.

Para trabajar el tono de la musculatura abdominal y del periné es importante hacer de forma dirigida los abdominales. Los más eficaces sobre todo al principio del trabajo corporal son los abdominales hipopresivos.

El abuso del incorrecto trabajo de la zona abdominal ha destruido literalmente muchos suelos pélvicos en cantantes y en instrumentistas de viento. Que el tono muscular se mantenga fuerte, ya que difiere mucho de tenerlo hipertónico o que con su realización se alteren las fuerzas de presión internas, causantes de prolapsos o incontinencias urinarias a largo plazo. Cualquier trabajo de la musculatura ha de garantizar que los principios mecánicos se respetan y no se alteran las líneas de fuerza ni las presiones internas aumentan.

Todo esto no sirve de nada si el cantante no trabaja interiormente sus sensaciones y conoce su cuerpo. El trabajo de conciencia corporal es absolutamente indispensable en estos casos. Para el completo desarrollo de la voz profesional es imprescindible tonificar el suelo pélvico y fortalecer los músculos intercostales externos.

Ejercicio práctico

Realizar inspiraciones lentas con el objetivo de aumentar la elasticidad torácica y la capacidad pulmonar y la propiocepción del mecanismo de la ventilación. Una vez practicada se aumenta la velocidad, recordando siempre antes abrir la espalda y el tórax. El tercer paso es inspirar por la boca de forma rápida y corta y a partir de este momento, hay que practicarla en todas las posiciones que se desarrollarán en escena. Andando, sentados, de pie, inclinados, etc.

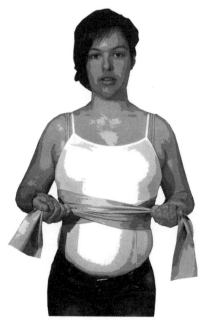

Fig. 3-57. La goma elástica proporciona resistencia al ejercicio ventilatorio.

Al espirar se practicará la salida del aire con el tórax abierto. No hay que realizar fuerza con el abdomen expresamente, la fuerza de la zona abdominal inferior se desarrolla de forma automática al abrir correctamente el tórax. Las gomas elásticas ayudan a reforzar los intercostales al impedir la entrada del aire. Mientras se mantiene la goma colocada se realizan espiraciones en contra de la misma para notar en todo momento la abertura del tórax. Al terminar de ventilar y sacar la goma elástica es cuando se siente más expansión y obertura. Esta práctica es aconsejable realizarla antes de los ejercicios de calentamiento de la voz.

4

ALTERACIONES CORPORALES EN EL SISTEMA POSTURAL

En el capítulo anterior se han descrito los diferentes cambios posturales que, siendo alteraciones puntuales en los ejes y líneas principales del estudio corporal de la estática y el movimiento, pueden alterar el equilibrio general del cuerpo. Este capítulo se centra en dar ejemplos concretos en los que un cambio en la postura derivada del contacto del instrumento (o de la práctica instrumental) altera el sistema postural fino. Teniendo esto presente, hay que ser consecuente y tomar las medidas necesarias para evitar que el cambio postural siga alterando el equilibrio de todo el sistema.

Ejemplo 1: Desviación de la mandíbula en el violinista o violista

En el caso de estos dos instrumentos la alteración en la postura viene precedida por una desviación en las articulaciones temporomandibulares (ATMs). Las ATMs son las articulaciones que están formadas por los huesos temporales y la mandíbula. Son las articulaciones que con un correcto movimiento y posición permiten el buen funcionamiento espacial del cuerpo humano, alterando el tono muscular y la estabilidad.

La posible desviación de estas articulaciones se origina por el apoyo del instrumento. En técnicas de agarre lateral o más centrada, en apoyo lateral o posterior dependiendo de cada instrumentista. Es así como se crea una presión constante y desigual, mayor en un solo lado del cuerpo mandibular (homolateralmente), que normalmente coincide con el lado de contacto. Esta presión durante tantas horas de estudio, durante tantos meses y años, acaba desviando la mandíbula hacia el lado opuesto a la presión.

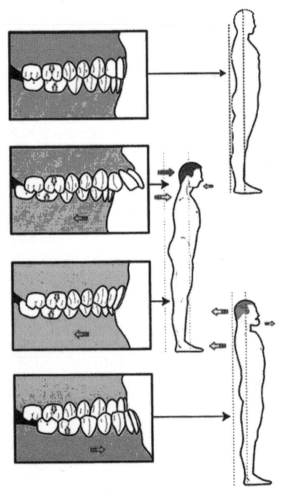

Fig. 4-1. Relación postural entre la boca y el cuerpo (imagen cedida por el profesor B. Bricot de su libro *La reprogrammation posturale globale*, ed. Sauramps Médical).

Puede haber alteraciones en estas articulaciones y pueden existir también en el cierre y anclaje masticatorio dental. Siempre debe coincidir la hilera de dientes superior con la inferior, como la tapa de una caja. En la imagen superior puede observarse que la hilera inferior de dientes no es simétrica a la superior, ya que el eje central se ha visto alterado, la línea media está descentrada del eje correcto. En un plano lateral, se puede observar como la colocación espacial de la mandíbula condiciona la postura general del resto del cuerpo:

Cuando la barba del violín o la viola desplazan lateralmente el maxilar se está alterando el sistema postural. Aparte de alterar el equilibrio del cuerpo, que empezará a buscar compensaciones posturales, se altera también la resonancia con el instrumento y se pierde calidad sonora. Es la misma comparativa que tocar con tensión, con la mandíbula apretada o libre.

La explicación es la siguiente: la prolongada presión en la mandíbula con el tiempo puede desviar estas articulaciones y hacerlas trabajar asimétricamente. En consecuencia se mueve también el temporal (el hueso de al lado de la cabeza), el occipital (el hueso de detrás de la cabeza), las cervicales y el hioides (hueso que forma parte importante del aparato fonador), lo que conlleva a una alteración global de la musculatura anterior y posterior del cuello. Véase imagen 3-54.

Los violinistas que también son cantantes hacen un trabajo asimétrico de las cuerdas vocales. Para los cantantes es básica la simetría de la ATM, ya que como hemos dicho alterará el buen funcionamiento del hioides y en consecuencia la vibración y el funcionamiento simétrico de las cuerdas vocales. Aunque el músico no presente en la actualidad ninguna deficiencia en el canto, hay que abordar el tema en sus inicios para prevenir lesiones futuras.

Si antes de empezar con el estudio musical, el individuo ya tiene una mordida cruzada (llamada así cuando la mandíbula está por fuera del maxilar), es cuando deberemos valorar si estas asimetrías se agravan con la sujeción del instrumento. Esto lo valoraremos en el estudio en dinámica y la comparativa de la postura con y sin el instrumento.

 ¿Cómo solucionarlo?

La posturología tiene la solución, conjuntamente con el odontólogo y el fisioterapeuta.

Con un dispositivo interdental o plano de mordida que reposicione las articulaciones equilibrando la presión ejercida por el instrumento durante la interpretación, así como los movimientos funcionales o parafuncionales, incluso evaluando la vibración y la resonancia del sonido, o alguna otra característica que se derive de su colocación.

El fisioterapeuta hace el seguimiento de la musculatura ya alterada por los cambios biomecánicos, se procede a una pauta de rehabilitación con el objetivo de equilibrar las tensiones musculares de toda la cabeza, cara, cuello, cervicales, aparato fonador y cualquier músculo o parte de la cadena muscular que se haya alterado por esta postura afisiológica.

Ejemplo 2: Alteración de la desviación bipupilar. Ejemplo con la flauta travesera

Hay instrumentos que favorecen a la lateralización de la cabeza como sucede con la flauta travesera, que en muchas ocasiones su colocación es en lateralización acompañada de una ligera flexión anterior, manteniendo una postura oblicua del cuello.

Detalle explicativo del funcionamiento anatómico y biomecánico:

El músculo buccinador es el que da la estabilidad al soplido. Se inserta en el cuerpo mandibular, ocasionando que el lado contralateral de la inclinación sea hipertónico y el homolateral hipertrófico. Lo que compensa esa desarmonia es en realidad la lengua y su apoyo infrahioideo para permitir el intercambio de aire en el proceso. Cuando esto ocurre, la línea bipupilar también pierde paralelismo con el suelo. Véase imagen 3-34 de la flauta travesera.

La alteración postural no acaba aquí, ya que como en el caso anterior, cualquier desviación de la cabeza y del eje bipupilar provoca una alteración de las curvas de la columna vertebral.

El ser humano intenta mantener bajo todos los medios la hegemonía de la perpendicularidad de la mirada y es cuando, de forma automática e inconsciente, se adapta la columna vertebral. Si esta adaptación se mantiene en el tiempo, la columna vertebral pasa de modificar su verticalidad en forma de «*actitud postural*», dónde sólo se modifica cuando se toca el instrumento, creando una «*actitud escoliótica*» fácilmente reeducable, a una modificación estructural permanente de la postura, creando una escoliosis (visto en el capítulo 2).

 ¿Cómo solucionarlo?

El problema inicial viene por la falta de fuerza en la zona dorsal, por la poca estabilidad de la escápula y por querer levantar los brazos desde la musculatura del propio brazo y no desde la sujeción posterior con la escápula. Viene también de asociar la inclinación con la flexión de la cabeza, provocando una actitud oblicua de la misma.

Una vez los brazos puedan estabilizarse con la ayuda de los varios ejercicios propuestos para mantener la espalda bien colocada, se trabaja manualmente la musculatura de la boca. Se trabaja la conciencia corporal, se reeduca la cintura escapular, se gana fuerza interescapular, un buen entrenamiento y condicionamiento muscular y los brazos ya son capaces de levantarse sin cansarse. Entonces la cabeza ya no se inclina para poder buscar la boquilla y los brazos se levantan.

Ejemplo 3: Alteraciones digestivas generales o infecciones de orina (retracción-acortamiento de la cadena anterior)

Cuando hay cambios en las presiones internas (torácicas y abdominales), estas afectan a la postura general del cuerpo. Éste se adapta para no padecer dolor y se inclina hacia delante. La parte del cuerpo más adaptable es la columna vertebral, que, en los casos de malas digestiones, intolerancias alimentarias o infecciones repetitivas de orina, retrae parte de la cadena anterior, modificándose así la columna en flexión.

En el caso de que un profesor se encuentre con un alumno que le cuesta mucho trabajo mantenerse erguido. Debe plantearse realizar el análisis postural sin el instrumento. Al observar al alumno en diferentes vistas, la anterior, la lateral y la posterior y que posteriormente lo compare con las líneas correctas de gravedad descritas en el capítulo 2.

Una cabeza demasiado anteriorizada con respecto a esa línea imaginaria de la gravedad, con el punto de referencia de las curvas fisiológicas y su proporción ideal, podrá identificar si hay o no cierre en la parte anterior. Si el problema existe sin el instrumento, es evidente que no es causa directa de él. Aunque lo que se está observando en este apartado es que la tendencia postural de la sujeción o la postura para poder tocar incrementen esta actitud postural que al final acabará alterando la mecánica funcional del todo el cuerpo. Véase como ejemplo la imagen 3-17: La niña mantiene la pelvis más anterior que la cabeza sin tocar el instrumento.

En edades de crecimiento de los 8 a los 12 años es frecuente encontrarse con infecciones de orina, cistitis, incontinencia urinaria y alteraciones digestivas que agravan la postura general del cuerpo. Por ejemplo: una alimentación basada en demasiada bollería es a menudo la causa de malas digestiones o el origen de intolerancias alimentarias.

Lo que se ha alterado son las presiones internas del cuerpo. Para poder entender mejor este concepto, se puede imaginar el cuerpo de la persona como aquellos inflables alargados, los castillos dónde los niños juegan en las ferias y las fiestas mayores de los pueblos, en los que la presión del aire al ir entrando progresivamente, crea una estructura firme y estable.

Si por una compresión interna o externa se altera la presión el muñeco completo se arquea hacia un lado para compensar esta alteración. En el cuerpo humano ocurre lo mismo. Por eso se ha insistido tanto en la conservación de las curvas de la columna vertebral, en las presiones internas, la columna del aire, y la musculatura que la forma.

La musculatura especialmente importante en los instrumentistas de viento y canto es la más inferior, ya que ha de soportar altas presiones internas. Esto no es posible si la columna está mal colocada.

 ¿Cómo solucionarlo?

Eliminando el problema que causa el desequilibrio de presiones o descartando un problema emocional posible causante de las incontinencias en edades superiores a los 7 años.

En segundo término descartando también problemas digestivos, intolerancias alimentarias o alteración en los procesos digestivos.

Una vez eliminado el problema, ya puede haber un trabajo de reeducación postural que llegue a corregir realmente las alteraciones asimétricas corporales derivadas de esta falta de alineación. El fisioterapeuta reeducará las cadenas motrices de movimiento para estirar y potenciar la musculatura afectada para que el profesor pueda seguir con su pauta de trabaja habitual.

Ejemplo 4: Trombonista

Cuando se sospecha de desequilibrio en el sistema postural, es aconsejable visitar al posturólogo. A continuación se muestran unas imágenes en las que se enseña la distribución del peso del cuerpo que reciben los pies.

La primera imagen (4-2) representa el resultado de observar a la trombonista sin el instrumento.

En la segunda imagen (4-3) se muestra la alteración del centro de gravedad, así como la alteración de las cargas y el peso. El resultado más significativo es la distribución del peso del cuerpo, ya que en esta imagen puede observarse una distribución equilibrada.

La distribución del peso en esta imagen (4-3) muestra que éste se traslada hacia la derecha, lo que provoca reposar más el peso del instrumento en el lado derecho. Se observa que la distribución del peso es asimétrica, siendo en el pie derecho del 82% y en el pie izquierdo del 63%.

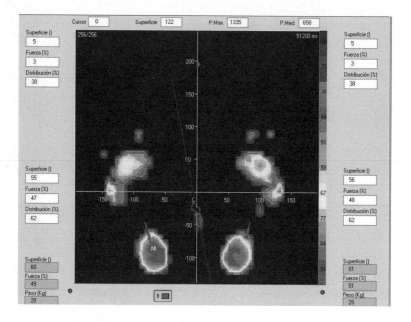

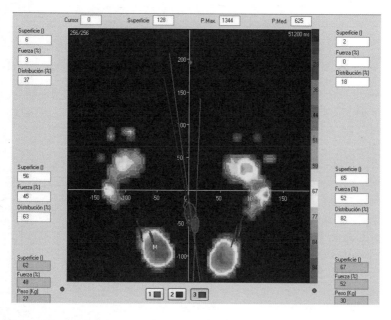

Fig. 4-2. Imagen estabilométrica del músico en bipedestación sin trombón.
Fig. 4-3. Imagen estabilométrica del trombonista con trombón.

Al saber que las presiones en la planta de los pies se alteran al sujetar el instrumento, hay que trabajar directamente sobre el pie alterado y sobre la postura general. La corrección en la presión es una práctica que corresponde al podólogo, valora si por el tiempo de exposición a la presión ya se habrán creado o no espinas irritativas (alteraciones permanentes de dolor en la planta del pie afectada). La corrección de la postura y conciencia corporal va a cargo del fisioterapeuta, que también incorporará ejercicios de entrenamiento para dar más estabilidad al tronco del trombonista. De esta forma se evitan las lesiones asociadas al uso intenso y las altas presiones por sobrecarga.

Como método de compensación a esta sobrecarga en un mismo pie el músico adoptará una postura antiálgica, en la que se verá implicada la columna vertebral. Factor determinante para adoptar un desequilibrio en la cadera y una futura escoliosis.

 ¿Cómo conseguirlo?

Al trabajar los estímulos plantares (trabajo del podólogo) con unas plantillas posturales, que estimulan a través de la planta del pie el resto del cuerpo y lo sitúan en la correcta distribución espacial, tanto en elongación como para centrar más el centro de gravedad, mejorando las oscilaciones en el equilibrio. Estos estímulos y el tipo de descarga en las plantillas consiguen aliviar las zonas de más carga que recibe la planta del pie, previniendo de esta forma lesiones futuras por sobrepresión en una zona concreta plantar.

Paralelamente a este trabajo constante que ofrece la plantilla postural, se reeducan los músculos. Potenciando los espinales (los de la columna vertebral), estirando los más acortados y tensos, y finalmente, se realizan sesiones de conciencia corporal y de higiene corporal (para integrar el movimiento en la dinámica, detallado en el capítulo 8).

5

LA PAUTA PREVENTIVA. EJEMPLO DE CORRECCIÓN POSTURAL

En este capítulo se enumera por orden de prioridades los pasos que deben seguirse para realizar una correcta pauta de reeducación postural y poder averiguar la verdadera causa de alteración corporal. Los pasos son:

1. ANÁLISIS POSTURAL EN LOS PLANOS
2. DESCARTAR ALTERACIÓN DEL SISTEMA POSTURAL FINO
3. EUTONIA DEL TONO MUSCULAR
4. ERGONOMIA INSTRUMENTAL Y CORPORAL
5. BUSCAR UN EQUILIBRIO MUSCULAR (entrenamiento)
6. REEDUCACION MOTORA CINTURA ESCAPULAR
7. TRABAJO RESPIRATORIO
8. CONCIENCIA CORPORAL
9. HIGIENE POSTURAL EN CASA
10. COMPENSACIONES POSTURALES INSTRUMENTALES EN DINÁMICA

Análisis postural en los planos

Hay que observar al músico sin instrumento y comprobar las líneas estudiadas en los capítulos 2 y 3 (líneas de gravedad, la de las curvas fisiológicas, bipupilar, etc.).

Tener en cuenta las alteraciones remarcadas en el capítulo 4, que son ejemplos de alteraciones en el sistema postural y que dan las pistas necesarias para sospechar de alteraciones que, sin parecer en un principio graves, acaban perjudicando a todo el sistema postural.

Si la postura es distinta con el instrumento que sin él y en sus diferencias se altera la colocación o dirección de las líneas estudiadas anteriormente, es cuando debemos pensar que hay un factor de riesgo y es importante aprender a reeducar esta actitud postural.

> Es importante diferenciar las alteraciones posturales constantes (desviación de las líneas) a las alteraciones derivadas del gesto expresivo interpretativo. La diferencia, como ya se ha dicho anteriormente, reside en el tiempo de exposición.

Descartar alteración del sistema postural fino

En el momento inicial de la exploración, si se sospecha que el sistema postural puede estar afectado (véase capítulo 4), es preferible no esperar a que la situación empeore y derivar a un especialista posturólogo. El objetivo de la reeducación global postural tendrá éxito si se elimina la principal causa de alteración de la postura y se prosigue después con los siguientes pasos:

Tono muscular adecuado

Buscar un estado ideal de trabajo muscular en el que el esfuerzo del músculo es el adecuado a la actividad que desarrolla. Con demasiada frecuencia se utiliza un tono demasiado alto. Es el momento de encontrar un equilibrio entre el esfuerzo para generar el movimiento, con la cantidad de contracción muscular necesaria para realizarlo. Ni más ni menos.

Para conseguir este estado hay que practicar. Hay que elevar la conciencia. Hay muchas técnicas de relajación que buscan este estado, al igual que hay técnicas de conciencia corporal que su objetivo principal es el de trabajar con una contracción muscular mínima de todo el sistema óseo.

Hay que diferenciar el término relajación del concepto de «tono adecuado».

Es muy importante saber interpretar con el tono adecuado para no sobrecargar las articulaciones ni los músculos. Es básico relajarse después de haber interpretado o estudiado unas horas. Para poder sobrellevar estas pautas es necesario practicar con las actividades de la vida diaria y aprender a gestionar el tono del músculo en el día a día. No hay que trabajar con técnicas de relajación antes del estudio interpretativo con la finalidad de relajar el cuerpo y tampoco hay que intentar relajarse antes de una actuación si ésta práctica implica «desconexión». Cuidado entonces con los músicos que padecen de *trac* (pánico escénico) y las técnicas que utilizan para tenerlo controlado ya que pueden no ser las adecuadas para la correcta conciencia global del cuerpo. Para asegurarse de todo esto hay que averiguar bien el origen real del trac y si su sintomatología responde más a respuestas psicológicas, físicas, emocionales, etc. Hay que tratarlo con cuidado y estudiar cada caso con detalle y detenimiento. Hablando en términos de contracción muscular y con el doble o triple significado que puede llevar asociado la palabra «relajarse», es preferible no utilizarla nada más que antes de irse a dormir y desconectar a no ser que haya sido prescrito su uso por un profesional.

El estado natural de las fibras del músculo es estar preparadas para contraerse y alargarse con velocidad y precisión. Esta característica se puede entrenar con un detallado trabajo muscular y también se pueden sobrecargar. A este estado que no merece la pena llegar ya que, es el factor de riesgo más elevado de padecer una lesión muscular. Para evitarlo hay que hacer estiramientos fuera de la principal actividad motora (véase capítulo 6) y además, empezar el estudio en un estado corporal óptimo.

 ¿Cómo conseguirlo?

Practicar para bajar el tono muscular y encontrar el tono ideal para cada situación. Si se realiza una vez por semana es suficiente aunque lo recomendable es poder dedicar siempre unos minutos antes del estudio musical. El trabajo se centra en el contacto con el cuerpo, la respiración, la presencia de la lengua dentro de la boca y la amplitud de movimiento de la articulación atlanto-occipital.

Elementos necesarios para la realización de esta práctica:

▶ 2 pelotas de goma y 1 calcetín.

Primer paso: en decúbito supino (tumbados en el suelo) de forma cómoda. Puede realizarse también encima de la cama si el colchón es firme.

Centrándose en el peso del cuerpo, tomando conciencia de cada uno de nuestros brazos y piernas y finalmente nos fijamos en el peso de la cabeza. Al pasar unos minutos con esta concentración, llega el paso a la respiración.

Buscar una inspiración de forma constante sin implicar modificaciones en el torso ni en ninguna parte del cuerpo, sin llegar a forzar en ningún momento la entrada del aire.

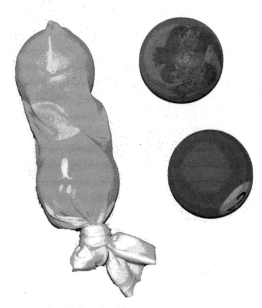

Fig. 5-1. Pelotas dentro del calcetín.

De forma lenta y progresiva, siempre por la nariz (véase para más ampliación sobre la respiración el capítulo 7). El objetivo es centrarse en las sensaciones corporales e ir dejando poco a poco los pensamientos que inevitablemente irán pasando por la cabeza.

Segundo paso: una vez se está más atento a la parte física y los pensamientos han dejado paso a una sensación corporal, se colocan las pelotas de goma en la parte posterior de la cabeza. Para que no se vayan con el movimiento que se va a pedir a posteriori de la zona cervical, se puede hacer un nudo en la punta del calcetín y además colocar unos cojines a ambos lados de la cabeza para que quede todo más estable.

El objetivo del ejercicio es dejar el peso de la cabeza totalmente apoyado en las pelotas de goma. Al pasar unos minutos con mucha lentitud se va moviendo la cabeza en todas las direcciones posibles. De esta forma se masajea la zona posterior de la nuca.

En el transcurso del ejercicio se elimina tensión de la zona posterior, lo que puede favorecer que la mandíbula quede entreabierta. Esta acción favorece que la musculatura de la cara también se destense. Tomar conciencia de ello si esto ocurre.

Tercer paso: se retiran las pelotas de goma de la nuca. Se percibe el peso de la cabeza y se vuelve a centrar en la respiración profunda y lenta. El trabajo posterior consiste en mover la cabeza pensando que el movimiento sale de la nuca, dejando el maxilar completamente libre. Para ello es importante centrarse en la sensación, el peso y el volumen que ocupa la lengua en nuestro cuerpo. Los movimientos de la cabeza serán en todas las direcciones.

Cuarto paso: descansando de la movilización de la cabeza, sintiendo la respiración profunda se da la orden interna al cuerpo: «Abandono la tensión muscular». «Busco el tono adecuado para movilizarme.» En estos momentos, se empieza a mover el cuerpo, paso por paso. Primero la cabeza, luego los brazos, los pies, etc...

Quinto paso: en sedestación y último paso en bipedestación. Se da la misma orden, «abandonar la tensión muscular» a la vez que se respira profundamente y lentamente.

Práctica para bajar el tono de la ATM (articulación temperomandibular)

Esta práctica es especial para aquellos músicos que muestran un aumento de tono en las ATMs y así lo manifiestan cuando se carga esa zona después de tocar o cantar o se levantan tensos en esa zona al despertarse.

Antes de trabajar las ATMs, se pide un instante de tiempo para la toma de conciencia de la boca, del espacio que ocupa en el cuerpo, de los labios, de los dientes. Su peso, su colocación y su tamaño.

Tomar conciencia de que la boca es sentir que «está ahí», notar su presencia, el volumen, la colocación, la musculatura que puede hacer mover la mandíbula y finalmente, la lengua. Se pide que se mueva muy lentamente, movimientos de abrir y cerrar, de forma suave, sin alterar el tono de ninguna otra parte de la boca. Se vuelve al reposo y se sigue tomando conciencia.

Luego se da la orden de «bajar el tono mandibular». Sentimos que la musculatura de la cara ahora tiene más presencia, más volumen, y es más importante en la práctica en este momento. Es el momento de coordinar la respiración con los movimientos mandibulares. Se tarda una inspiración en abrir la mandíbula y una espiración en cerrarla. Siendo conscientes del trabajo muscular que se está utilizando para abrir y cerrar la boca y la posición mandibular. El objetivo es poder abrir y cerrar la boca sin hiperextender (mover hacia atrás) las cervicales y sin mover la cabeza ni aumentar el tono muscular. Después se cierra la mandíbula. Sin alterar el tono ni la postura se coge aire por la nariz y se saca el aire moviendo la mandíbula.

Como ahora ya se ha bajado el tono, se coloca la boca de la misma forma que se necesita colocar para la técnica artística utilizada. Ya sea una embocadura instrumental o para el canto. Se coge aire y se saca por la boca y se observa que en esta respiración hay repercusión en el aumento de tono mandibular. A medida que se va avanzando con el ejercicio se va simulando cada vez más el tipo de respiración que utilizamos en nuestra técnica habitual, aumentando la resistencia y el flujo.

En estos momentos se puede colocar la embocadura en la boca. Trabajando de esta forma los estímulos propioceptivos de presión y tacto que ofrece el instrumento.

La técnica artística mejora en cuanto hay cada vez más dominio de este tono muscular ya que esto implica gastar menos energía y dejar la ATM más suelta y menos rígida permitiendo un sonido más limpio y claro. Trabajando el tono se da una posibilidad más grande todavía en la mejora de la calidad sonora, proporcionando un abanico de matices musicales más amplios.

En el ámbito preventivo, aprender que la mandíbula puede bajar el tono es un objetivo que muchos profesores trabajan de base con sus alumnos, por lo que el trabajo que se acaba de realizar es de gran ayuda tanto en sus clases con los alumnos como en la práctica diaria para mejorar sus habilidades artísticas y creativas. Inmediatamente después de haber concluido el ejercicio, es aconsejable coger el instrumento para comprobar los cambios en el cuerpo y sobre todo en la calidad del sonido. El objetivo es buscar la situación en la que el músico haya encontrado el sonido que busca con el tono adecuado.

Ergonomía instrumental y corporal

Es el momento de evaluar la postura que se adopta para tocar. En el estado anterior, habiendo llegado al estado de tono adecuado, es importante estar conectados con las sensaciones corporales. La respiración nos ayuda a llegar a este estado.

Se valora la postura siendo autocríticos observando si el tono o la comodidad del cuerpo han cambiado por querer adaptarse a la situación nueva con el instrumento, o es el momento de hacer cambios ergonómicos para seguir manteniendo esta sensación de confort. Es la situación que debe adaptarse a nosotros y no al revés.

En este punto, habrá que subir o bajar el asiento, el atril, buscar un apoyo para el instrumento... no hay que pensar que esta situación será para siempre y que de esta forma no se puede interpretar o hacer una audición. Sencillamente se está escuchando al cuerpo. ¿Qué postura es la ideal, con qué material, forma de colocarse, tipo de silla, algún apoyo, se acerca el instrumento de forma suficiente?

En la mayoría de los casos el cuerpo es el que se adapta y ahora es el momento de buscar cómo no ha de hacerlo y el porqué. Este es el paso siguiente.

Buscar un equilibrio muscular (entrenamiento)

El apartado anterior ha servido para reflexionar sobre qué alteraciones posturales se hubieran hecho si no se hubiese tomado como premisa principal el hecho de que el cuerpo no ha de adaptarse a la situación, sino al contrario.

Al mantenerse un período de tiempo estático en la postura anterior, ¿qué ocurre? ¿Se cansa la columna vertebral? ¿Son los hombros los que se arquean hacia delante? ¿Apetece mover la pelvis? ¿Apoyar la zona lumbar? ¿Levantarse?

Destensar el cuerpo va unido a escucharlo y tomar como prioridad que cualquier tensión añadida a cualquier parte del cuerpo, entorpece la producción de sonido.

Hay que planificar un entrenamiento que equilibre el cuerpo y un trabajo corporal adecuado para que la situación sea cada vez más óptima. De este apartado saldrá una pauta de ejercicios personalizada con la finalidad que se pueda mantener la postura de forma más cómoda. Para que cada vez se necesiten menos apoyos por ejemplo, o menos altura de asiento.

En el momento que se empieza a sobrecargar una zona determinada del cuerpo, hay que revisar de nuevo los principios de corrección ergonómicos:

- Pies en contacto con el suelo.
- Pelvis neutra.
- Columna con las curvas fisiológicas mantenidas.

Si cuesta mantener esta postura es que se ha incrementado otra vez el tono muscular (se está haciendo más fuerza de la necesaria para aguantar la postura del cuerpo), o es que falta un trabajo más apropiado de ajuste ergonómico (apoyo lumbar, regulación de la silla o asiento, acercamiento con el instrumento, etc.).

Reeducación motora cintura escapular

Ya se ha bajado el tono y se ha encontrado una postura ergonómicamente correcta. Ahora falta empezar a mover las extremidades superiores sin que implique la compensación de otras partes del cuerpo. Podemos recordar la siguiente frase: «la escápula baja y gracias a ello, el brazo puede subir libremente, manteniendo la clavícula en su lugar de origen» (como una polea). Es un trabajo detallado y minucioso, que una vez integrado puede llevarnos a la excelencia artística.

Este trabajo es el resultado de poder movilizar correctamente los hombros y liberar de esta forma el peso y la coordinación con los brazos, el vehículo libre que ha de llevar a una agilidad motora, destreza, precisión y fuerza en los dedos.

Ya se ha explicado el mecanismo de disociación entre el hombro y el brazo en el apartado ¿Cómo conseguirlo? del apartado «Hombros elevados». Ahora hay que unirlo con el trabajo anterior, bajando el tono.

Trabajo final: conseguir levantar el brazo completamente sin que el trapecio actúe en el mecanismo de elevación del mismo. Y diferenciar aquí la rotación interna y externa que puede realizar el húmero de la pronación y supinación que realiza el antebrazo. Para realizar con detalle estos movimientos vamos a diferenciar la rotación externa del húmero colocándonos en esta posición hasta subir el codo a noventa grados de flexión y realizar desde este punto la prono-supinación del antebrazo. Sin dejar de realizar este movimiento constante con el antebrazo, subir ahora el brazo hasta los noventa grados de flexión de hombro, sin implicar al trapecio superior, observando y sintiendo que el movimiento nace del codo. Poco a poco se adopta la postura que se requiere para sujetar o tocar el instrumento, observando las compensaciones posturales que se generan en todo momento, si el movimiento del húmero se ve implicado en el movimiento o por el contrario se puede prescindir de él. Ni la abertura en abducción de los codos ni la supinación del antebrazo no deben ir acompañadas de la rotación interna del húmero.

Trabajo respiratorio

Se comprueba otra vez la respiración, la frecuencia y el volumen. Cuando se deja de tomar conciencia de la respiración o del cuerpo existe el peligro de volver a desarrollar una respiración superior que bloquea el movimiento escapular y aumenta el tono.

Conciencia corporal

Si se quiere complementar el trabajo artístico con una técnica de conciencia corporal, siempre es aconsejable su práctica, la manera de saber qué técnica es la adecuada va muy encaminada con la sensación que se ha tenido en los apartados anteriores. Con este objetivo se ha dedicado el capítulo 6.

Higiene postural en casa

De la misma forma que es aconsejable ir practicando de forma asidua una técnica o método de conciencia corporal, es importante tener presente que la higiene postural en casa hay que conservarla. El riesgo de padecer una lesión músculo-esquelética es tan frecuente y lesivo en casa como tocando el instrumento.

Por ejemplo, la flexión incorrecta del tronco, cuando se realiza desde las lumbares y no desde la pelvis. Es igual de lesiva cuando se carga la compra y se realiza este mal gesto que cuando se carga el instrumento y se repite esta misma acción. O una situación de flexión prolongada es igual de agravante en el sofá de casa, en el coche o en la banqueta del piano.

Así es que hay que aumentar la conciencia corporal y aplicarla en las actividades de la vida diaria (ampliación en el capítulo 8).

Compensaciones posturales interpretativas en dinámica

Otro factor de riesgo que ya se ha comentado y ahora es el momento justo para poderlo evaluar. Son las alteraciones permanentes de las líneas de análisis postural (vistas en los capítulos 2 y 3), en el movimiento interpretativo.

Si estas modificaciones se hacen de forma esporádica no hay un incremento del factor de riesgo pero, si se realizan de forma constante y continuamente, se están alterando las líneas de fuerza articulares y cambiando los ejes de presión interna corporal, es un riesgo que no vale la pena asumir y que se puede corregir con la aplicación de la corrección del gesto motor desde el punto de vista de la higiene postural.

6

TÉCNICAS Y MÉTODOS CORPORALES: ¿CÓMO Y CUÁL ELEGIR?

El objetivo de este capítulo no es explicar la diferencia entre las múltiples técnicas corporales o de conciencia que existen. Es el de explicar la manera cómo hay que acceder a ellas, teniendo en cuenta las necesidades del músico.

Lo recomendable es probar varios métodos hasta encontrar el que mejor atienda a las necesidades propias de cada individuo. De todas formas hay condiciones extraordinarias que permiten más fácil la elección diferenciando la necesidad de un trabajo postural a la práctica de un método de corrección corporal. La diferencia básica recae en las prioridades del músico en referencia a su estructura corporal y estado psíquico y emocional.

Los factores que hacen decidirse a practicar una técnica u otra es el problema inicial más que el objetivo final ya que, en cualquiera de todas las técnicas y métodos de trabajo que existen, con la práctica repetitiva se acaba obteniendo mejor conciencia del cuerpo. Por lo tanto, dando por supuesto que el objetivo final es mejorar la conciencia corporal, el rendimiento energético, la postura, el equilibrio y la coordinación y que todas ellas lo trabajan de distinta forma, la prioridad será buscar cuál es el problema inicial que nos lleva a pensar que con la práctica de un método corporal pueda mejorar el estado general de salud del cuerpo y además, si esa técnica o método concuerda con la forma de ser y aprender de uno mismo.

Tomando como principal elección la razón principal de alteración corporal, tenemos:

1. *Desequilibrio corporal* (en algún plano del cuerpo, estudiado en los capítulos 2 y 3). Si existe un desequilibrio en los músculos y en su constitución por las cadenas musculares (vista lateral, alteración de la línea de la gravedad), y habiendo descartado una alteración en el sistema postural, hay técnicas que trabajan estas alteraciones concretas.

   Son técnicas que trabajan con estiramientos de los músculos y cadenas en desequilibrio, por ejemplo: RPG (Reeducación Postural Global), el método Mézières o GDS, entre otras.

   Más adelante o al unísono se pueden practicar técnicas o métodos de conciencia corporal con la finalidad de mejorar la relación entre cuerpo y mente, por ejemplo: la técnica Alexander, el método Feldenkrais, o el método Cos-Art.

2. *Pérdida de destreza motora o rendimiento con el instrumento.* Cuando hay una pérdida de la motricidad hay que descartar un problema neurológico, hay que trabajar sobre la base del rendimiento motor y energético. Valorar por un profesional si el problema de la destreza es por causa motora o sensitiva. El especialista médico será el encargado de realizar las pruebas pertinentes para el correcto diagnóstico y marcar una pauta preventiva de reeducación funcional que realizará el fisioterapeuta. Dependiendo del origen el problema inicial se podrá realizar actividades más dinámicas o más lentas encaminadas a reestablecer la funcionalidad del nervio o el músculo dañado.

3. *Mejoría en general de la calidad física motriz del sistema corporal: flexibilidad muscular, conciencia, fuerza, etc.* Para la mejoría de la capacidad aeróbica la mejor opción es dejarse guiar por un profesional del rendimiento, un licenciado en educación física que tenga en cuenta que el profesional que se atiende es músico. Para englobar el trabajo del licenciado es importante equilibrar el gesto motor fino, la destreza motora y la coordinación con ejercicios específicos que propone el fisioterapeuta especializado en artes escénicas.

   El trabajo complementario a esta actividad es por ejemplo el yoga o el tai-chí, y la higiene postural. (Existen centros específicos de rehabilitación funcional dónde se hacen talleres de «*escuela de espalda*».)

Aunque muchas de estas técnicas se solapan y acaban trabajando distintos factores mencionados anteriormente, lo más importante es que al realizarlas el músico se sienta a gusto y que sean acordes con sus necesidades.

Hay técnicas de conciencia corporal que precisan de un contacto anterior con el cuerpo ya que, en las primeras clases, el músico puede sentirse fuera de lugar y acción. Si una persona es muy activa mentalmente y muy racional, puede resultarle incómodo mantenerse estirada simplemente respirando, «sintiendo» el cuerpo. Al igual que cuando se piden visualizaciones. Hay muchas personas que no tienen esa capacidad. Por este motivo es necesario que antes de descartar y catalogar que los métodos o las técnicas de conciencia corporal no sirven, se prueben varios y después elegir el indicado según el carácter y manera de funcionar de cada uno.

Si se quieren resultados rápidos, está claro que las técnicas corporales no los ofrecen ya que el contacto con el cuerpo necesita tiempo. No es que no funcionen, es que la desconexión que se puede haber creado después de tanto tiempo de haber dado prioridad al pensamiento crea una dificultad añadida para reconectar y sentir de nuevo desde y con el cuerpo. De esta forma se entiende cómo se sobrecargan de forma desmesurada algunos músculos o zonas del cuerpo al final de la jornada. Se cargan por no «escucharlas».

Cuando empieza un dolor después del estudio o la interpretación y no se le hace el caso suficiente o cuando se toma conciencia que después de cantar o tocar hay una zona corporal que siempre queda en tensión o cuando se repite la sensación de que el cuerpo no descansa y se levanta tenso por las mañanas, es el momento de plantearse de qué manera estamos actuando con nosotros mismos. Y no solo en el momento del estudio interpretativo.

Tanto una técnica como otra nos debe llevar a la conclusión que al cuerpo hay que tratarlo bien, que nos tenemos que cuidar, que es la manera de decirnos y demostrarnos a nosotros mismos que nos queremos, que somos valiosos y que aceptamos y queremos seguir haciendo lo que estamos realizando sin que nos duela o nos moleste físicamente. Uno de los trabajos que no debe olvidarse nunca al realizar un ejercicio muscular intenso son los reposos y los estiramientos.

La manera más eficaz de mantener el cuerpo en una buena condición física y motora es el siguiente:

▶ Acción preventiva de lesiones antes de tocar: el calentamiento
   general del cuerpo.
▶ Acción después de tocar: masaje muy suave en las extremidades
   que han trabajado.
▶ Acción fuera del estudio: los estiramientos.

Si bien se ha dicho que los estiramientos hay que realizarlos siempre
antes y después de tocar, destacamos aquí que para mejorar la calidad
del músculo y su flexibilidad hay que realizarlos fuera de la actividad en
sí. Se ha comprobado que estirar después de una actividad intensa favorece todavía más al agotamiento de las fibras musculares.

Estirar de forma pasiva baja el tono muscular, por lo
tanto no está indicado para realizarlo antes de un concier-
to o estudio, ya que para un rendimiento óptimo el músculo
debe de estar activo. El estiramiento de forma activa mantiene el tono del músculo (ni lo disminuye ni lo aumenta) es
el más indicado para realizar antes de la acción motora
intensa.

Bienvenida sea esta noticia para los músicos que no pueden o no quieren realizar estiramientos después de la actuación por cierre de los tea-
tros o por pereza. La pereza a lo mejor seguirá siendo la misma o igual
cuando toque realizarlos fuera del estudio, auque ahora la excusa de
falta de tiempo o lugar, ya no sirve.

7

LA CONCIENCIA CORPORAL A TRAVÉS DE LA RESPIRACIÓN

Esta es una de las maneras más eficaces que existen para aumentar la conciencia corporal al mismo tiempo que sirve para tomar conciencia del tipo de respiración que se está realizando y las compensaciones posturales que implica el acto de la inspiración y la espiración.

Pasos de la técnica

Se trata de explorar o autoexplorarse visualmente en bipedestación mientras se respira tranquilamente delante de un espejo y doble espejo cuando toque visualizarse la zona posterior. En este primer paso se precisa del análisis postural global, buscando las asimetrías del cuerpo y sus posibles retracciones musculares (visto en el capitulo dos).

Sin moverse, se visualiza el cuerpo de uno mismo en los diferentes planos, el anterior, el posterior y el lateral. Después de tener una primera impresión, se toma conciencia de qué cantidad de peso está en los pies, si recae más peso en un pie que en el otro, y si este peso está más localizado en la zona de los dedos, en los talones, en la parte de dentro, en la zona interior, en la del puente, o si por el contrario, es en la zona exterior, a lo largo del dedo pequeño.

Seguidamente se toma conciencia de la presión que recibe un pie a diferencia con el otro ya que, muy probablemente, son distintas y se puede notar cómo, por ejemplo, el pie derecho se apoya más la zona media y por el contrario, en el pie izquierdo se nota más el peso en el talón.

En estos momentos y sin mirar los pies, dirigiendo la mirada siempre hacia delante, observar la superficie de contacto que hay entre el pulpejo de los dedos y el suelo. También es importante en estos momentos que se reflexione sobre la distinta sensación que hay entre los dedos de un mismo pie y también al compararlos con los del otro.

Una vez centrados en los pies, volvemos a concentrarnos en el cuerpo y seguimos con el ejercicio, ahora notando el peso que está recibiendo la zona lumbar y lo comparamos con la zona de las rodillas y los pies. Dejamos pasar unos instantes para sentirlo completamente y a continuación nos fijamos en la zona cervical, sobre todo en los hombros, siendo conscientes del peso que está ahora mismo soportando esa zona de nuestro cuerpo.

Ahora es el momento de centrarse en la respiración haciéndolo de forma tranquila y pausadamente con los ojos cerrados.

En estos momentos es importante estar muy atentos para analizar paso a paso las posibles compensaciones que se realizan a nivel postural al inspirar y soltar al aire. Conviene no corregir la postura ya que esta experiencia servirá para recoger información sobre las compensaciones que se hacen de forma inconsciente.

Seguimos con la práctica sin intentar corregir si al inspirar o espirar hacemos compensaciones a nivel pélvico, ya sea un aumento de la lordosis lumbar, o levantando los hombros, mover la cabeza hacia delante, hinchar el pecho, llevar la cabeza hacía la extensión, etc. Se pueden hacer múltiples compensaciones que se verán más agudizadas con la inspiración forzada, que es el siguiente paso a realizar.

Con el fin de comprobar las compensaciones, se aconseja mirarse al espejo cada 5 o 6 inspiraciones sin intentar cambiar ningún movimiento. Se realizan dos respiraciones delante del espejo para identificar qué tendencia postural se adquiere al inspirar profundamente. Esta práctica tiene como objetivo buscar la tendencia que adopta el cuerpo al inspirar relajada y tranquilamente y cómo cambia al hacer inspiraciones profundas.

En este momento ya podemos ser conscientes de los cambios posturales que conlleva la propia ventilación y en consecuencia, lo que ello significa. Cada vez que inspiramos haciendo una compensación postural, significa que esa zona compensatoria está creando una retracción muscular. O, lo que es lo mismo, un acortamiento que forma parte de una cadena muscular que afectará a toda la zona correspondiente a la misma. Siendo la causa originaria de la alteración en un punto concreto del recorrido de la cadena y recibiendo seguramente la compensación en otro de alejado y distinto. La alteración más frecuente es la extensión de la zona lumbar o levantar los hombros hacia arriba en la inspiración.

Otra de las pautas de corrección postural compensatoria más habituales es la elevación excesiva del pecho (zona antero-superior, de las primeras costillas) en la inspiración. Los hombros no pueden empezar a elevarse, ni el pecho a moverse en dirección horizontal del esternón antes de que la zona posterior abdominal, lateral y anterior se haya expandido. O podemos aceptar también que lo hagan al unísono, asegurándonos en todo caso que la zona abdominal baja, anterior, lateral y posterior, queda completamente utilizada y expandida. No queremos decir que se utilice al cien por cien, sino que haya movimiento en toda la zona. Esta elevación de la caja torácica superior indica que hay un patrón respiratorio superior.

Los movimientos que no se pueden permitir al inspirar son: las elevaciones de los hombros, el pecho ni la extensión de la cabeza. La postura que no se puede permitir para respirar correctamente es la del bloqueo en las rodillas o la zona lumbar. Entendiendo como bloqueo el impedimento de su movilización libre.

Para ser consciente de esta actitud postural se realiza la práctica del capítulo 8, con el bastón en la espalda. En este caso sin movimiento de flexión, solo la colocación.

Se coge como punto de referencia propioceptivo un bastón de madera cogido con una goma elástica en la cabeza, a modo de diadema y en la cintura se puede usar un cinturón. De esta manera se consigue que haya un punto de referencia al mismo tiempo que no se mueva y que no se haya cambiado la colocación inicial, la de los pies en el suelo.

Si el bastón de madera no ofrece el suficiente contacto con la piel se puede colocar toda una mano o la pared y que se note la superficie de contacto y presión que recibe desde el principio de la inspiración hasta el final de la espiración. El objetivo del trabajo realizado es cambiar patrones de movimientos posturales asociados al acto de ventilación pulmonar.

Una vez localizadas la o las zonas de compensación, si estas coinciden con zonas de alta tensión muscular, acortamientos o zonas de bloqueo, habrá que tratarlas en consecuencia, estirando y relajando las zonas sobrecargas a la vez que se realiza un plan de acción preventivo para evitar que se agrave la situación. Por lo tanto, el objetivo final es que se llegue a utilizar la máxima capacidad pulmonar, sin que esto signifique que tengamos que modificar la postura.

Aprender a respirar

Hay que aprender a respirar por varios motivos. El primero de ellos es que muy probablemente se hayan ido acumulando más de una compensación postural que dificulta la plena expresión corporal en las actividades de la vida diaria y también en la interpretación en la ventilación pulmonar sin ser conscientes de ello. O sea, por asociar de forma no consciente una postura con un tipo de respiración.

Un segundo motivo es por las restricciones que conlleva el estar haciendo siempre unos micro o macro movimientos asociados a un acto tan inconsciente como la respiración, ya que estos movimientos irán sobrecargando unas mismas zonas corporales.

Tercero, por la asociación que tiene la respiración al estado anímico y nervioso. Cuando estamos relajados, el ritmo de la respiración baja y es más pausado, al contrario de cuando estamos nerviosos o excitados. En momentos de nervios como es el caso de una puesta en escena, es muy probable que el músico altere el ritmo de la respiración, y si no ha trabajado antes las compensaciones posturales que se crean al respirar, saldrá a escena con un nivel más alto de posibilidades de lesionarse por sobrecarga de estas zonas compensatorias.

Para aprender a llevar el aire hacia dónde tiene que ir, debemos dejar las piernas un poquito flexionadas. Por este motivo se realizará mejor la práctica tumbados cómodamente en el suelo, con un apoyo en la zona posterior de las rodillas para que queden un poco en alto y con otro apoyo en la zona cervical, con la espalda lo más recta posible, manteniendo la curvatura fisiológica de la zona cervical. Si no realizamos un buen apoyo de la zona cervical y craneal, se corre el peligro de que la cabeza quede en extensión, poniendo en tensión los tejidos de la zona anterior del cuello impidiendo así que puedan descender en la espiración que es el objetivo.

Los brazos deberán estar apoyados al lado del cuerpo, asegurándonos de que no se está realizando ningún esfuerzo para mantenerlos en esta posición. Una vez colocados es el momento de respirar tranquilamente y que de una forma progresiva se vaya incrementando el volumen de la ventilación sin aumentar el ritmo. De esta forma, se disminuye el riesgo de hiperventilación. Es el momento de observar los cambios asociados a la respiración, si se mueven las cervicales o si se levantan los hombros, etc.

Pasos para mejorar la respiración y aprender un correcto patrón

El diafragma no lo controla todo. La fisiología normal de la inspiración es que el diafragma y la musculatura del suelo pélvico descienden durante todo el recorrido, todo lo contrario ocurre en la espiración, que es cuando la musculatura del suelo pélvico sube, empujando las vísceras y creando una presión en la cavidad pélvica. La suma de esta presión más la abdominal es el resultado de lo que se llama «apoyo» o «columna de aire».

Para encontrar la correcta respiración lo más importante es estar tranquilo y relajado. La respiración disminuye su ritmo cuando se está relajado. El principal músculo de la inspiración es el diafragma y también los intercostales, pero en las espiraciones forzadas intervienen otros músculos como los abdominales oblicuos y transversos (comprimen las vísceras abdominales), los pectorales, los escalenos y el esternocleidomastoideo, localizado en el cuello.

Si los músculos abdominales se contraen en la parte alta hunden la zona del esternón y perjudican la emisión de la voz o espiración. La buena inspiración depende de que se expanda correctamente la parte posterior del tórax, donde se inserta el diafragma. La inspiración debe comenzarse por la espalda, siguiendo por los lados y acabando en la parte anterior del tórax.

En la inspiración el diafragma desciende en su centro y se eleva en su circun-
ferencia. Al ensanchar el tórax el diafragma desciende y presiona las
vísceras abdominales hacia abajo y levemente hacia delante, provocando un descenso del suelo pélvico y un ligero abombamiento abdominal
(resultado de la presión que desde arriba ejerce el músculo diafragma,
no de un abombamiento voluntario). Hacer la espiración forzada es
aprender a mantener una espiración prolongada, homogénea y sosteni-
da. Es cuando el suelo de la pelvis sube y la zona baja de los abdominales se contrae. Se produce una presión ascendente de todas las vísceras
abdominales y éstas a su vez, presionan el diafragma.

En el canto y en los instrumentistas de viento es indispensable que
el diafragma ofrezca durante toda la espiración una resistencia a esta
presión. Para conseguir esto, el tórax ha de mantenerse abierto. Es la
manera de prolongar la espiración.

El suelo pélvico son los músculos que forman el llamado *diafragma*
inferior, lo forman principalmente: el elevador del ano, el coccígeo y el
esfínter externo del ano. Es donde empieza toda la presión de ascenso
para poder cantar o dirigir el aire con fuerza.

La correcta mecánica llega en el momento de controlar el ascenso
del suelo pélvico más la resistencia del diafragma. Se confunde a menudo este concepto en los instrumentistas de viento, cuando se da más
importancia al control del diafragma que al ascenso del suelo pélvico.
Es importante remarcar que el diafragma no puede hacer presión si no
se permite que ascienda primero la parte más baja del tronco. Esto se
consigue reforzando y equilibrando la tensión del *periné*, o lo que es lo
mismo, el suelo pélvico, de toda la musculatura que lo conforma fuera
del estudio musical.

En la mecánica de espiración musical: en el canto o
en los instrumentistas de viento, el suelo del periné debe estar fuerte para permitir una buena presión del aire, no para
contraerse y buscar desde ahí una falsa fuerza de cierre que
lo único que va a lograr es contraer también por error el recto del abdomen u otros músculos que no permiten una buena expansión diafragmática y frenan su compresión y correcta acción.

En la imagen 7-1 se representa el ascenso y descenso del diafragma conjuntamente con la acción del suelo pélvico en la inspiración y la espiración.

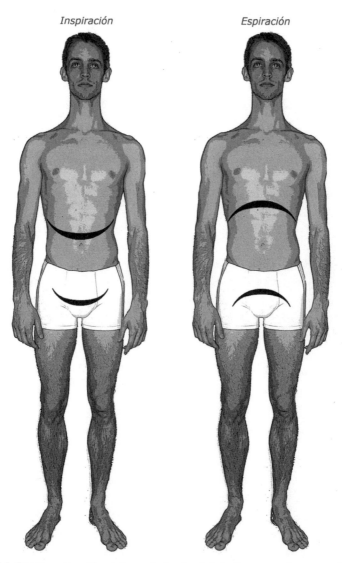

Fig. 7-1. Representación del movimiento del diafragma y la musculatura del suelo pélvico durante la inspiración y la espiración.

Cuando no se abre bien la zona posterior o no se tiene conciencia de esta parte del cuerpo es aconsejable empezar por este ejercicio de respiración que tiene como objetivo aumentar la sensibilidad y capacidad del tórax posterior:

Ejercicio

«Empujando el suelo»: expansión posterior

Sirve para practicar una correcta espiración y prevenir, por lo tanto, lesiones en órganos internos, prolapsos o posibles incontinencias urinarias.

Con el objetivo final de que el músico pueda inspirar sin que conlleve una elevación de los hombros ni una inspiración superior, vamos a trabajar otro tipo de respiración tumbados en el suelo. Para esto es necesario que se tosa. Al toser, la barriga sale hacia fuera (se puede colocar la mano encima de la barriga para notarlo), en este momento se debe notar también que la zona lumbar se ha quedado más impactada en el suelo, y se nota más la presión. Esta sensación es la que se debe notar tanto en el momento de la inspiración como en el momento de soltar el aire. También se puede pedir que se imite el esfuerzo de ir al baño y excretar.

Los pasos para la ejecución del ejercicio son los siguientes:

1. Tosa. Sienta la presión que se genera en la zona en el momento que realiza este esfuerzo.
2. Ahora reproduzca el esfuerzo de toser y justo antes de que aparezca el aire, solamente con el esfuerzo de la contracción, quédese quieto.
3. Empiece a coger aire manteniendo este mismo esfuerzo, y desde el primer momento que empieza a notar que entra, vaya soltando progresivamente la fuerza que realiza, la de toser.

Para mejorar la efectividad del ejercicio o cuando se está muy rígido de la zona costal, es aconsejable visitar a un fisioterapeuta, sobre todo en los cantantes e instrumentistas de viento, unas maniobras de movilización de la caja torácica, estiramientos de los pectorales y musculatura del cuello, base de la lengua y masaje de la musculatura de la cara son la base del tratamiento. En unas primeras sesiones pueden hacerse pasivamente para más adelante aprender a realizarlo antes de esta práctica de expansión pulmonar posterior.

Este ejercicio forzado sólo se va a desarrollar para notar la sensación que puede llegar a sentirse cuando el aire está bien dirigido. No se trata de hacer esta práctica en la técnica instrumental o de canto. Para ello es necesario ganar antes flexibilidad en la zona del tórax y ganar fuerza en los intercostales, que son los músculos que van a permitir abrir la caja torácica para que el diafragma pueda descender y expandirse también en la zona posterior.

Antes de practicar ejercicios de respiración, la finalidad de todo trabajo de ventilación debe implicar los siguientes objetivos:

▶ Borrar hábitos posturales incorrectos o movimientos compensatorios asociados.

▶ Eliminar bloqueos articulares musculares o tensiones añadidas que dificulten el paso del aire.

▶ Tranquilizarse, relajarse, tomar conciencia de estar presente en las actividades que se desarrollan.

▶ Entrenamiento cardiovascular para aumentar el volumen respiratorio.

▶ Estirar y potenciar la musculatura que lo precise.

8

HIGIENE POSTURAL

Independientemente de las correcciones posturales que se han realizado con el instrumento, al interpretar o al haber encontrado en ellas una alteración en el sistema postural, hay que realizar siempre y de forma paralela unos ejercicios de higiene postural.

La finalidad de estas pautas de movimiento es la de disminuir el riesgo de lesión por sobrecarga músculo-esquelética en todas aquellas actividades de la vida diaria a la vez que se aumenta en la interpretación el grado de conciencia postural que mejora la coordinación de los movimientos.

Se ha comentado a lo largo del libro la importancia de conservar el paralelismo en la cintura escapular y pélvica, así como el hecho de iniciar el movimiento de flexión del tronco desde la ingle y la pelvis, y no desde la zona lumbar, dorsal o incluso cervical.

En cuanto a las actividades de la vida diaria, en cualquiera de ellas es necesario conservar estos mismos principios de biomecánica articular. La columna vertebral así como las articulaciones, la musculatura, los tendones y ligamentos que conforman las extremidades superiores e inferiores del cuerpo humano se sobrecargan, desgastan y lesionan sin diferenciar si estamos sentados para la conducción o para tocar un instrumento. De igual manera tampoco hay diferencias entre agacharse para levantar el instrumento o recoger el cesto de la ropa sucia o la bolsa de la compra, el bebé o al inclinarse a hacer la cama.

Teniendo claro que hay que cuidar la higiene postural en cualquier situación es necesario tomar conciencia de la cantidad de gestos que realizamos durante el día y que sin darnos cuenta, involucran a la columna vertebral sin que ello sea necesario.

El ejercicio que se propone a continuación es muy significativo. Se requiere para su ejecución un bastón de madera o de plástico duro. Este bastón hay que sujetarlo como se indica en la imagen 8-1, a la cabeza y la zona pélvica. Las ataduras han de ser holgadas. Cuando hay una actitud postural anterior muy marcada, la giba que aparece en la zona dorsal va a impedir que el bastón se acerque a la cabeza. En este caso se puede hacer igualmente el ejercicio, tomando como referencia dos puntos de contacto con la espalda y el bastón en vez de tres, de esta forma la cabeza sigue sin estar en contacto y la finalidad del ejercicio sigue siendo la misma, la de aprender a flexionar el tronco desde la pelvis, tal y como se detalla a continuación.

Para integrar el movimiento motor idóneo hay que separar las piernas para inducir la flexión correcta desde la zona inguinal y posteriormente de forma progresiva ir flexionando el tronco. Sin haber asistido antes a ninguna clase de conciencia corporal ni reeducación postural lo más habitual es doblar el tronco por el área lumbar, dejando la zona glútea sin movimiento. Para facilitar esta práctica se puede poner el borde de la mano en la zona inguinal y de esta forma inducir a que el movimiento salga doblándose desde ahí.

La flexión del tronco debe ir acompañada de una flexión de rodillas en todo momento.

La amplitud de flexión del tronco dependerá de la flexibilidad y elongación de la musculatura. El objetivo de este ejercicio no es llegar a una flexión muy grande de tronco, sino encontrar una forma distinta de inclinarse, una forma que no implique doblar la columna vertebral y que haga más partícipe a las piernas y la flexión de las rodillas.

Las piernas son las que deben soportar el peso del cuerpo y la espalda amortiguar las presiones y facilitar el movimiento y la flexibilidad. En el momento en que las rodillas o la zona lumbar se bloquean, el movimiento pasa a una zona superior: el dorso o incluso la zona cervical.

Para la integración de la correcta postura se aconseja pasearse por casa con el bastón atado en la espalda, tal y como se muestra en la imagen 8-1. Durante la primera semana se pueden hacer varias series de flexiones de tronco con el bastón. Al mismo tiempo que se empiezan a hacer estiramientos, alargar la musculatura de la cadena más acortada y dar inicio a un entrenamiento individualizado que corrija nuestros vicios posturales.

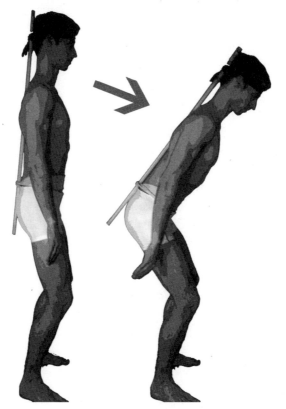

Fig. 8-1. Práctica de la integración postural.

En la segunda semana ya se puede integrar alguna actividad, por ejemplo, lavarse los dientes. A la siguiente semana, sin dejar de realizar diariamente las flexiones de tronco iniciales, se integra una actividad más compleja que induzca a la torsión del tronco, como es el caso de hacer la cama.

Las semanas posteriores se puede intercalar la actividad inicial de flexionar el tronco dos veces a la semana con dos actividades más en la práctica diaria como pueden ser fregar los platos y levantar pesos desde el suelo. Esta última actividad precisa de aclaraciones posturales que van más allá de la simple flexión inguinal. Hay que combinar la flexión de las rodillas con la del tronco. Pueden aparecer las dudas de si hay que doblar del todo las rodillas y quedarse en la posición de cuclillas o si por el contrario hay que subir con la espalda completamente rígida. El bastón detrás de la espalda marca las posibilidades y cualquier forma en la que se mantenga la espalda en su posición inicial será válida. Existirán formas más o menos cómodas que se explican en las clases y talleres con este fin y que no se han detallado aquí por no ser el objetivo del libro.

Se está ofreciendo la posibilidad de hacer las cosas de otra manera. Si el lector quiere profundizar en el tema deberá acudir a alguna de las clases que en multitud de centros de terapia física realizan. Sentarse delante del ordenador o del sofá implica movimientos distintos. El ordenador se deberá acoplar al individuo y seguramente se tendrán que realizar cambios ergonómicos adaptando la altura o la distancia, con la mesa y la silla. En el sofá de casa, cuando lo usamos como si el cuerpo se hubiera caído del techo y se mantiene una «antipostura» para mirar la televisión, cómo mínimo deberemos asegurarnos que la zona lumbar está apoyada. Si se mantiene esta postura de arquear la zona lumbar y se está cómodo, el cuerpo está *gritando* que necesita estirarse.

En este momento debemos pensar más en los animales, los cuales se están estirando continuamente y se mantienen flexibles pasados los años. Por muy viejos que sean, el hábito de desperezarse antes de activar el cuerpo no lo pierden. Integremos éste hábito en nuestro día a día, a nuestra justa medida y el cuerpo se va a mantener mucho más conectado con nuestra mente y viceversa.

9

GLOSARIO

BIOMECÁNICA Estudio de las fuerzas y sus efectos en el cuerpo humano y animal en movimiento y en reposo. Combina la ingeniería, la anatomía y la fisiología. Es la curvatura de la columna que produce un arqueamiento o redondeo de la espalda, lo cual deriva en una postura jorobada o agachada.

CAPACIDAD AERÓBICA Es la capacidad del organismo humano que permite la realización de actividades físicas de larga duración (más de tres minutos) y de baja y mediana intensidad.

DISTONÍA FOCAL Es un trastorno del movimiento irregular específico de una parte del cuerpo. En la distonía, contracciones musculares causan movimientos irregulares, tirones, tics y posturas retorcidas o repetitivas que pueden mantenerse o ser intermitentes.

ESCOLIOSIS La escoliosis es una deformación de la columna vertebral que muestra una flexión lateral a la izquierda y/o a la derecha, una rotación de las vértebras flexionadas y una rectificación del perfil sagital. En otras palabras, la curva fisiológica de la cifosis torácica está rectificada. La escoliosis puede tener una curva o varias.

EUTONÍA La eutonía es una disciplina creada por la terapeuta alemana asentada en Dinamarca Gerda Alexander. Parte del principio de establecer el cuerpo como el principio de todo y cómo el centro de la experiencia con la que contamos para aprender de nosotros mismos. La intención a partir de ahí es lograr un equilibrio psicofísico, un equilibrio justo entre las partes.

HERNIA DISCAL Hernia que se produce cuando un disco intervertebral que une dos vértebras se rompe radialmente, con lo cual su núcleo pulposo se desplaza hacia fuera y comprime la base del nervio que sale de la médula espinal, provocando dolor.

HIPOPRESIVOS, ABDOMINALES Es una técnica que consiste en iniciar un buen control respiratorio con una contracción muscular muy concreta con el objetivo de reforzar en acortamiento la faja abdominal. Proporciona unas mejoras estéticas evidentes y evita pubalgias, lumbalgias, prolapsos e incontinencia urinaria. Mientras se realizan los ejercicios, la presión dentro del abdomen disminuye importantemente, al revés de lo que sucede con todos los demás métodos y ejercicios abdominales. Con esta disminución de presión se logra proteger los órganos internos e incluso recolocarlos, a la vez que se produce una contracción refleja de la musculatura del suelo pélvico.

INCONTINENCIA URINARIA Consiste en la pérdida involuntaria de orina en un momento y lugar no adecuados, y en cantidad o frecuencia suficiente como para que suponga un problema para la persona que la sufre, así como una posible limitación de su actividad y relaciones sociales. La persona afectada tiene una necesidad imperiosa y repentina de orinar pero es incapaz de retener la orina.

PINZAMIENTO NERVIOSO Disminución del espacio comprendido entre dos estructuras, comprimiendo un nervio que discurre entre ellas al disminuir el espacio que las separa.

POTENCIA ANAERÓBICA Es la capacidad que tiene el organismo humano para realizar actividades físicas de corta duración, hasta tres minutos, y de alta intensidad. Abarca varias capacidades físicas como son la resistencia muscular, la potencia muscular y la velocidad.

PROLAPSO Caída o desprendimiento de un órgano o parte de éste, debido a una relajación de sus medios de fijación.

PRONACIÓN Término que se denomina a la rotación del antebrazo que permite situar la mano con el dorso hacia arriba; el movimiento contrario se denomina supinación.

PROTUSIÓN Se produce cuando en núcleo pulposo se mueve de forma permanente contra el anillo fibroso debido al impacto exterior de las vértebras sobre el mismo.

SUPINACIÓN Es la acción o movimiento por el cual el cuerpo humano o alguna de sus partes es colocado en posición supina (decúbito supino). Así, la «supinación de la palma de la mano» implica el movimiento del antebrazo y mano para que la palma quede mirando hacia arriba.

Tᴇɴᴅɪɴɪᴛɪs Comúnmente se entiende como tendinitis la inflamación, irritación e hinchazón de un tendón. Actualmente ya no se considera una inflamación, sino una rotura de las fibras del tendón (que a su vez puede que provoque inflamación), con lo que el término *tendinitis* ya no sería fiel a su significado etimológico, dado que el sufijo «-itis» significa «inflamación de». De esta forma, en vez de tendinitis, deberíamos hablar de tendinosis o tendinopatía.

Tᴏ́ɴɪᴄᴏ Hipo o hipertónico hace referencia a la disminución o excesivo aumento del tono muscular, generalmente causados por lesiones en el sistema nervioso periférico o miopatías.

Tᴏɴᴏ ᴍᴜsᴄᴜʟᴀʀ Es el estado permanente de contracción parcial, pasiva y continúa de los músculos. Se trata del estado de reposo de los músculos que ayuda a mantener la postura corporal acorde para cada movimiento. Se reduce mientras dormimos debido a la relajación, y vuelve a incrementarse en la vigilia. El reflejo miostático y las diversas unidades motoras son necesarias para que los músculos puedan regular y mantener el estado de reposo.

Tʀᴏ́ғɪᴄᴏ Hipo o hipertrofia muscular que hace referencia al aumento o disminución del tamaño de las células o fibras musculares. Se diferencia de la hiperplasia del músculo, que es la formación de nuevas células musculares.

BIBLIOGRAFÍA

Aplicaciones ergonómicas aplicada a los instrumentos, www.frewing.fi/en/index.html

Beauvillard, L., *Un instrumento para cada niño*, Barcelona, Manontroppo, Robinbook, 2006.

Bricot, B., *La Reprogrammation Posturale Globale*, Montpellier, Sauramps Médical, 2000.

Bustamante, A., *Diseño ergonómico en la prevención de la enfermedad laboral*, Madrid, Díaz de Santos, 1995.

—, *Mobiliario escolar sano*, Madrid, Fundación MAPFRE, 2004.

—, *Ergonomía para diseñadores*, Madrid, Fundación MAPFRE, Instituto de Prevención, Salud y Medio Ambiente, 2008.

—, *Sentarse como Dios manda*, Medellín, Universidad de Antioquia, 2008.

Bustamante, A., y Kern, F., *Dossier versus raquis*. Capítulo 62 de: http://www.grmhst.ch/index.php?option=com_content&view=article&id=142&Itemid=100190. Puede encontrarse la versión en castellano en: http://www.antoniobustamante.com/ergo5.htm

Calais-Germain, B., *La respiración,* La liebre de Marzo, Madrid, 2006.

Champignion, Ph., *Las cadenas articulares y articulares G.D.S. Respir-Acciones,* Alicante, Lencina Verdú Editores Independientes, 2008.

Chanangne, Ph., *Prevention des troubles fonctionnels chez les municiones,* Onet-le-Chateau, Alexitere, 1996.

Chanange, Ph., *Education Physique preventive pour les Musiciens,* Onet-le-Chateau, Alexitere, 1998.

Denys-Struyf, G., *El Manual del Mezierista,* Barcelona, Paidotribo, 2008.

Gagey, P.M., y Weber, B., *Posturología. Regulación y alteraciones de la bipedestación,* Barcelona, Elsevier Masson, 2001.

Kapandji, I. A., *Cuadernos de fisiología articular*, Barcelona, Masson, 1998.

Klein-Vogelbach, S., Lauhme, A., y Spirgi-Gantert, I., *Interpretación musical y postura corporal,* Madrid, Akal Música, 2010.

Laguna Millán; M., *La organización del trabajo y la estructura de la empresa, elementos clave de los riesgos laborales en las orquestas sinfónicas*, Madrid, J.CC.OO. Servicios a la ciudadanía, 2012.

Perrin, P., y Bouvier B., *La posture et le geste du guitariste*, Montauban, Collection Médecine des Arts Alexitère, 2001.

Punset, E., *El viaje al amor. Las nuevas claves científicas*, Barcelona, Destino, 2007.

Rosset i Llobet, J., Odam, G., *Le corps du musicien*, Montauban, Collection Médecine des Arts Alexitère, 2009.

Sardà Rico, E., *En forma: ejercicios para músicos*, Barcelona, Paidós, 2003.

Sulem, R-B., *Physiologie et art du violon*, Montauban, Alexitère, 2002.

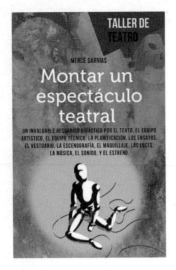

Cómo montar un espectáculo teatral
Mercé Sarrias y Miguel Casamyaor

Cómo montar un espectáculo teatral pretende ser una herramienta de trabajo y un libro ameno a la vez. Un recorrido paso a paso por todos los elementos necesarios para montar un espectáculo teatral. En todos los sentidos: Tanto los técnicos como los creativos.

En este libro puedes encontrar desde consejos sobre cómo plantear un calendario de ensayos, al papel del iluminador, y cuantos técnicos son realmente necesarios para poder poner en marcha un espectáculo, hasta las necesidades dramáticas a la hora de construir un texto, ya sea a partir de una obra, una canción o una improvisación.

El escritor sin fronteras
Mariano José Vázquez Alonso

Este es un libro con vocación de ayudar tanto a quienes han hecho de la escritura su profesión como aquellas otras personas que tienen como meta plasmar una brillante idea en forma de novela.

A través de detalladas técnicas el lector encontrará la manera más fácil y directa de encontrar un tema adecuado, desarrollar una trama, construir una localización, dar rasgos de verosimilitud a un personaje o dar con la palabra precisa que le ayudarán a construir su propia voz.

- Escoger el lenguaje adecuado.
- Diferencia entre trama y argumento.
- ¿Narrar en primera o en tercera persona?

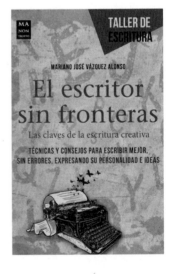